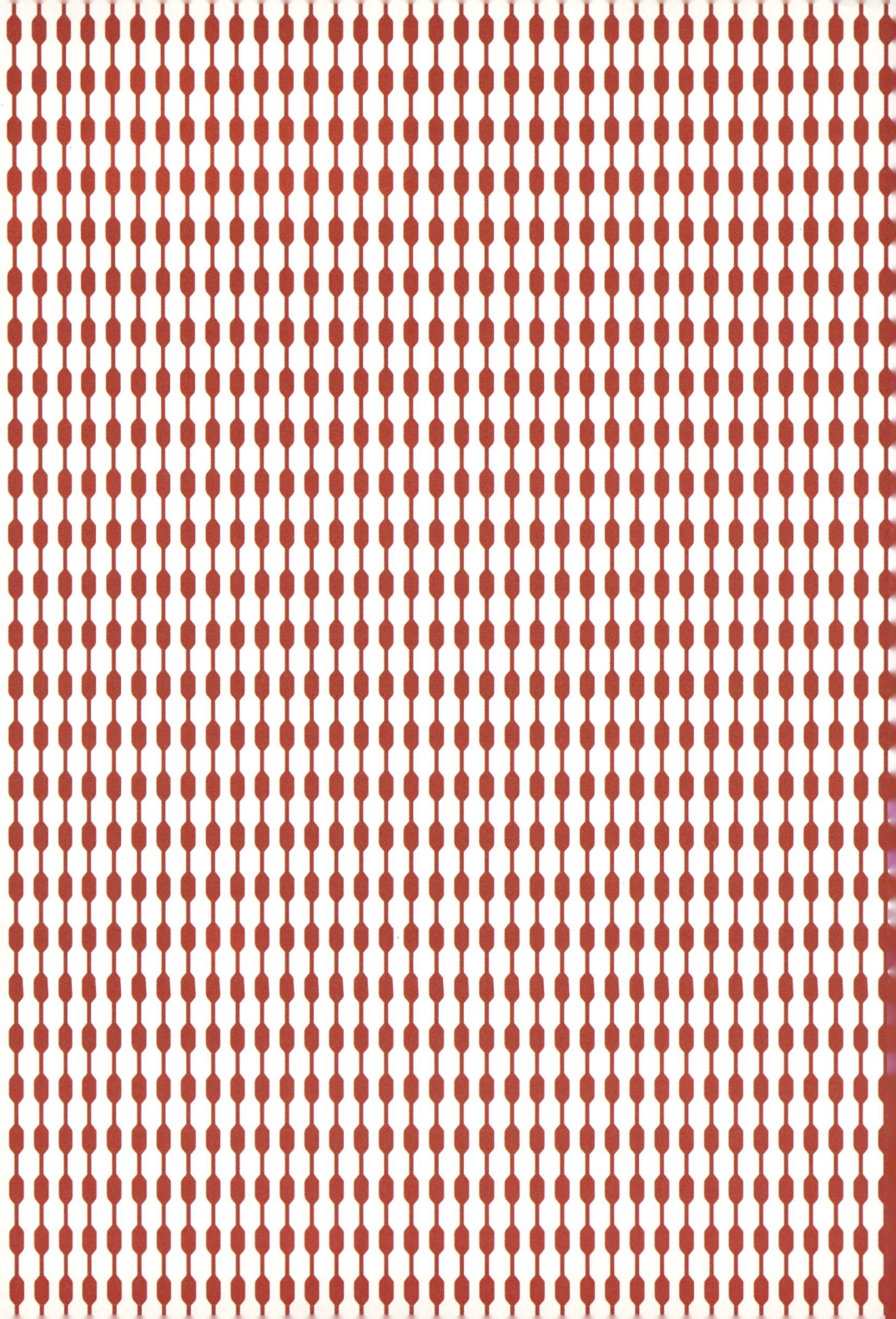

이제   당신   차례다!
당신만의 라이프 플랜이 시작될 것이다

THE LIFE PLAN
Copyright ©2011 by Jeffry Life, M. D.
All rights Reserved

Korean Language Translation copyright ©2013 by THE DONG-A ILBO
Published by arrangement with the original publisher,
Atria Books, a Division of Simon&Schuster, Inc.

흔들리지 않는
남자

라이프 플랜

동아일보사

prologue

남자 나이 마흔을 넘겼다면
이제 정말 건강에 신경 써야 할 때

"라이프 플랜 하라!"

　남자들은 대부분 자신을 두 가지 독특한 방식으로 정의한다. 어떤 일을 하는지, 그리고 침실에서는 어떤지. 둘 중 하나라도 문제가 생기면 곧바로 '남자답지' 못하다고 느낀다. 이는 스물다섯 살이건 여든 살이건 마찬가지다. 그런데 남자들이 알아야 할 사실이 있다. 나이가 들어도 여전히 경쟁력이 있으며 설사 중년을 넘겼다 하더라도 아직 기대할 것이 많다는 것을 말이다.

　사실 남자들은 이 두 가지 척도가 자신의 건강과 직접적으로 연결되어 있다는 것은 잘 알지 못한다. 건강하고 활력이 넘치고 젊다고 느낄 때 남자들은 직장에서 두각을 나타내고 성적 욕구도 충족시킬 수 있다. 그러나 건강이 나빠지기 시작하면 삶의 모든 것이 수난을 겪는다. 바로 이 때문에 건강을 위해 미리 대책을 강구하라고 하는 것이다. 이것이 바로 '노화 관리 의학'이다. 자신의 건강을 돌보지 않고 단순히 현 상황을 그대로 받아들이기만 한다면 노화가 빨리 올 뿐 아니라 질병에도 훨씬 더 쉽게 걸리게 된다. 건강한 노화란 자신을 관리함으로써 후에 만성 질환이 머리를 디밀며 '깜짝 쇼'를 연출해 그에 대한 대가를 지불하는 일이 생기지 않는 것이다.

언론 매체건 새로운 환자건 나와 만나는 사람들이 묻는 첫 질문은 항상 "진짜 당신 사진이 맞아요?"다. "어떻게 이런 일이 있을 수 있죠? 50대의 항아리 몸매가 어떻게 30대 같은 건강한 체격으로 바뀐 거예요?" 나는 이런 질문을 받아도 불쾌하거나 당황스럽지 않다. 노화에 관한 편견과 삼류 잡지에 과도하게 손질한 사진이 과다하게 노출되었다는 사실을 고려할 때 이런 의심은 쉽게 이해할 수 있다. 일흔두 살의 나이에 튼튼한 체격과 적은 체지방, 탄력 있는 근육, 그리고 최적의 건강 상태를 유지한다는 것은 결코 흔한 일이 아니다. 그런데 나 역시 예전에는 보통 남자들처럼 안이하게 살면서 건강에는 거의 신경 쓰지 않았다.

무엇보다 성생활이 문제였다

1994년 이혼했을 때 내 외모와 체력, 그리고 자긍심과 기분은 모두 바닥에 떨어져 있었다. 나는 가정의로 16년 동안 일하면서 여러 연령대의 사람들을 치료해왔는데 비록 병원은 번창했지만 나 자신은 일에 대한 열정을 잃어버린 터였다. 그해 섣달 인생의 연인 애니를 만났다. 이후 수년간 그녀와 함께하면서 대부분 행복했지만 여전히 추락한 자긍심과 형편없는 체력, 과도한 체지방과 싸워야만 했다.

그러다 1998년, 내가 다 늙어버린 것처럼 보이고 또 그렇게 느낀다는 사실을 알고 매우 놀랐다. 관절과 근육이 아픈 데다 계단을 한 층만 올라가도 숨이 찼고, 옷은 꽉 끼었으며 복부는 거대했다. 저밀도 콜레스테롤(나쁜 콜레스테롤) 수치는 하늘 높이 치솟은 반면 고밀도 콜레스테롤(좋은 콜레스테롤) 수치는 바닥을 쳤다. 제2형 당뇨병의 길로 완전히 접어든 것이다. 나는 나이 쉰아홉에 항아리 배와 피로감, 느릿한 사고력, 조절되지 않는 혈당 수치, 그리고 심장병을 안고 사는 노인이 되었다. 자긍심은 그 어느 때보다 낮았고 허리는 그 어느 때보다 굵었다. 나는 내 또래 대부분의 남자들처럼 일과 가족에 대부분의 시간을 할애했는데 이는 나 자신을 마지막 사지로 몰아넣었음을 의미했다.

    무엇보다도 성생활이 문제였다. 성에 대한 관심도 거의 없었다. 나는 발기부전으로 고통받았는데 이로 인해 자긍심이 무너졌고 매일 불안감, 우울증과 싸워야 했다. 얄궂은 사실은 내가 몸매를 유지하거나 올바른 식사에 대해 알고 있어야만 하는 가정의학 전문의라는 것이었다. 그러나 대부분의 가정의처럼 영양학이나 운동요법에 대한 훈련을 받지 않았으며, 호르몬요법의 중요성이나 건강한 노화와 호르몬의 관련성에 대해 전혀 알지 못했다. 나는 단지 한 중년 남자로, 늙어서도 더 좋은 삶을 살 수 있다는 희망을 무시하도록 길들여졌다.

    그러던 어느 날, 오랫동안 심각하게 거울을 바라보았다. 거울 속 내 모습을 보다가 건강에 관심을 갖지 않으면 미래는 없다는 사실을 깨닫게 되었다. 내가 아이들이나 손주들 그리고 나보다 스무 살이나 어린 아름다운 여자친구(지금의 아내)와 적극적인 관계를 유지하려면 삶을 극적으로 바꿔야 했다. 얼마 뒤 옛 동료에게서 트레이너를 소개받았다. 그의 운동 프로그램을 한 달간 진행하고 나서 1997년 '삶을 위한 몸(Body for Life)' 콘테스트에서 우승한 사람들에 대해 읽어보게 되었다. 그 사람들의 '이전-이후' 사진을 보았는데 그건 사실이 아닌 것만 같았다. 그렇게 많은 사람들이 그토록 짧은 시간에 뚱뚱했던 몸매를 날씬하게 바꿨다는 사실에 놀라지 않을 수 없었다. 그 사람들이 그렇게 몸을 바꿨다면 나 역시도 할 수 있지 않을까. 그 사진들을 애니에게 보여주자 그녀는 당장 1998년 대회에 참가해보라고 말했다.

    나의 '이전' 사진을 촬영한 다음 영양사를 고용해 도전을 위한 첫발을 내딛었다. 운동 프로그램의 진행 속도를 높여야 했다. 내 삶의 모든 면을 확실히 바꾸는 데 주어진 시간은 겨우 19주였다. 나는 당질 지수가 낮고 지방이 적은 식이요법에 돌입하고 영양 보조제를 먹기 시작했으며, 술을 멀리하고 운동 프로그램에 매진했다. 솔직히 처음 몇 주는 정말 힘들었다. 늘 아프고 가슴이 두근거렸다. 일주일에 세 번 하던 운동을 다섯 번으로 늘려서 매주 5일을 새벽 4시에 일어나 체육관에 갔다. 트레이너는 한계까지 나를 밀어붙였다. 점차 실제적인 결과가 눈에 보이기 시작했다. 저밀도 콜레스테롤이 164에서 80으로 내려가고 몸은 더 편해지고 강해졌다. 체격에도 변화가 생겨 거울 속에 있는 녀석을 좋아하게 되었다. 또 영양에 대해 관심이 많아져 펜실베이니아 스크랜턴에 있는 메리우드 대학교 운동 영양학 석사 과정에 등록했다. 1998년 말, 예순의 나이에 나는 '이후' 사진을 찍고서 '삶을 위한 몸' 프로그램이 어떻게 도움이 되었는지에 대한 수기를 제출했다. 그리고 얼마 뒤 최종 우승자로 뽑혔다는 전화를 받았다.

　나는 새로운 생활양식을 의료 현장에 적용했다. 예전에는 대부분의 의사들처럼 현재의 질병 치료에 초점을 맞춰 환자를 진료했다. 그러나 '삶을 위한 몸' 콘테스트 우승 이후에는 질병 예방에 초점을 맞춰 환자들이 좀 더 나은 식이요법과 운동법으로 건강을 증진시킬 수 있도록 도와주었다. 나 역시 꾸준히 운동과 식이요법을 실행했다. 그런데 몇 년이 지나자 상태가 점차 후퇴하기 시작했다. 복부 지방이 늘어갔고 근력은 물론 근육 크기도 줄었으며 성 기능도 나빠진 것이다. 정말 힘 빠지는 일이었다. 가족력 때문에 당뇨병과 심장병에 걸릴 확률이 높다는 것을 알고서도 요법을 바꾸지는 않았다. 트레이너와 어느 때보다도 강도 높게 훈련했지만 결과는 같았다. 사실 나는 점점 더 나빠지고 있었다. 아침에 일어날 때와 진료할 때 그리고 체육관에 갔을 때, 아내와 사랑을 나눌 때 점차 힘들어지고 있음을 깨달았다.

　그러다 2003년 라스베이거스에서 열리는 학술 모임에 관한 소개 책자를 접하게 되었다. 질병 예방에서 영양의 역할에 대한 학술 모임이었다. 이 모임에서 앨런 민츠 박사와 존 애덤스 박사를 비롯해 세네제닉스 의료원의 몇몇 의사를 만났다. 그때 나는 그들이 운동, 식이요법과 더불어 내게는 완전히 새로운 개념인 호르몬 부족에 관한 교정을 실시한다는 사실을 알게 되었다.

집으로 돌아온 나는 내 자신의 호르몬 수치에 대해 의구심을 갖기 시작했다. 근처 실험실에서 호르몬 수치를 측정해보니 테스토스테론과 DHEA 성장호르몬이 심하게 부족하다는 결과가 나왔다. 이로써 근육 크기와 근력, 지구력이 왜 줄어들었는지, 체지방은 왜 늘어났는지, 그리고 왜 그리 기운이 없고 사고가 느리고 심지어 우울증에 시달리는지 알게 되었다. 의사로 일하면서 늘 여러 병원균에 노출되어 있기 때문에 바이러스성 감염에 더 자주 걸린다고 생각했지만 실제로는 면역계가 심각하게 쇠약해져 있었다. 성 기능 감소 또한 줄어든 호르몬 수치가 설명해주었다.

모임에서 만난 존 애덤스 박사에게 전화를 걸어 노화 관리 프로그램을 시작할 수 있는지 물었다. 그는 전문가를 물색해주었고, 나는 2003년 6월 세네제닉스 의료원의 환자가 되었다. 두 달이 지나자 나는 내 몸매와 활력에 심대한 변화가 생겼음을 깨달았다. 담당 의사는 나의 호르몬 부족을 교정해주고 낮은 당질 지수와 저지방 식이 프로그램과 올바른 운동, 그리고 기본적인 보충제 섭취 등을 지속하도록 도와주었다. 다시 체지방이 줄고 생각이 명료해졌으며 성 기능 또한 되돌아왔다.

'삶을 위한 몸' 경연에서 우승한 지 6년이 지나 내가 전파하는 생활양식대로 살고 있음을 환자들에게 보여주기 위해 셔츠를 벗은 상태로 사진을 찍었다. 이 사진이 2006년 초 남성 잡지 〈GQ〉에 실리자 수백 통의 문의 전화가 날아들었다. 얼마 뒤에는 세네제닉스 광고에 내 사진이 실리고 나서 지금까지도 계속해서 홍보되고 있다.

이 여행을 시작한 지도 어언 13년이 되었다. 나는 날렵한 몸매를 유지하면서 콜레스테롤 수치를 낮추고 내부의 '보이지 않는' 염증을 줄였으며 혈중 당분 수치를 낮춰 당뇨병을 피했다. 20대에 시작된 심장병의 진행도 중지시켰다. 집중력이 높아지고 정신은 그 어느 때보다 명료하고 예리하다. 심장 주치의와 나는 1998년 이 여행을 시작하지 않았다면 오늘날의 내가 있을 수 없었을 거라고 믿는다. 그 이유만으로도 이 새로운 개념을 가능한 한 많은 사람과 공유하는 것이 나의 소임이라고 생각한다. 사람들이 자신의 건강을 돌보고 스스로의 목표를 향해 미리 대책을 세우도록 돕는 것, 그리고 자신의 변화된 모습을 목격하게 하는 것은 개인적으로, 전문가로서 엄청나게 만족스러운 경험이다.

이제는 당신 차례다. 내가 이 여행에서 배운 모든 것을 이 책에 담았으니 당신은 지금부터 시작할 수 있다.

나이가 들었다고 반드시 늙는 것만은 아니다. 오히려 더 좋아질 수도 있다. 내 말을 단순하게 받아들이지 마라. 연구에 연구를 거듭한 결과 올바른 생활 습관은 노화와 연관된 질병을 없애거나 예방하거나 지연시키고 심지어 노화를 역전시키기도 한다는 사실을 알아냈다. 그러나 그러기 위해서는 건강한 삶의 규칙과 비밀을 알아야만 한다. 그것이 바로 이 책에서 말하려는 바다.

우리는 유전적 잠재성을 물려받았지 유전적 확실성을 물려받지는 않았다. 내가 제안하는 생활 습관의 변화는 사망률을 극적으로 떨어뜨리고 노화 과정을 지연시킬 것이다. 본격적으로 라이프 플랜을 시작한 이후 나이가 들수록 내 몸매와 기분은 확실히 더 젊어졌다. 모든 면에서 내가 삼십 대였을 때처럼 활력이 좋고 실제로 여러 면에서 더 낫다. 결코 자랑하려고 떠벌리는 것이 아니라 사람들이 노화에 대해 생각하는 방식에 변화를 일으키려고 하는 것이다. 노년은 결코 인생의 그늘이 아니다. 활력 넘치고 적극적인 생활을 영위할 수 있는 시기다. 무엇보다 중요한 것은 자신이 그렇게 살 수 있다고 믿는 것이다.

이   책을
잘
이용하려면…

내가 제안하는 라이프 플랜은 이론 편과 실천 편으로 구분, 〈흔들리지 않는 남자 라이프 플랜〉, 〈흔들리지 않는 남자 헬스클럽〉 총 두 권이다.

이론 편인 〈흔들리지 않는 남자 라이프 플랜〉에서는 자신의 건강 상태가 어떤지 알아보고 거기에 따라 상태를 교정하게 된다. 현재의 의료 체계에서 의사의 도움을 어떻게 받을 수 있는지 배우고 어느 의사를 찾아봐야 할지 알게 될 것이다. 또 건강한 식생활을 위한 식이 프로그램을 소개해 그대로 실천할 수 있다. 노화 관리 의학 분야의 가장 최신 이슈를 공유하게 되며 호르몬 결핍 교정의 중요성과 의학적 조치 없이 자연적으로 호르몬 수치를 증가시키는 방법, 그리고 건강 보조 식품에 대해서도 배울 것이다. 또 세포 수준에서 노화를 역전시킬 수 있는 최신 학술 정보도 얻을 수 있다.

실천 편인 〈흔들리지 않는 남자의 헬스클럽〉에서는 나의 독특한 운동 프로그램을 요약해놓았다. 심혈관계의 단련, 지구력 훈련, 균형과 이완 훈련 그리고 무술 훈련 등 모든 것을 망라했다. 현재의 체력 상태와 관계없이, 또는 수년 동안 전혀 운동을 하지 않았다 하더라도 쉽게 시작할 수 있도록 진행 단계를 명료하게 설명해놓았다.

수백 명의 동료 학자들에게 검증받은 학술적 연구 결과로 증명된 이 여행에 나와 동참하길 바란다. 이 책에서 제안한 프로그램을 바탕으로 자신을 믿고 의사의 조언을 얻어 자신만의 라이프스타일을 만들기를 바란다. 그렇게 하면 이전까지는 상상할 수 없었던 날씬한 몸매와 행복을 얻게 될 것이다. 실제로 첫 2주 만에 변화를 눈치챌 수 있다. 이제 필요한 것은 마음을 결정하는 것뿐이다.

contents   >

prologue 4
이 책을 잘 이용하려면 10

1 먼저 라이프 플랜과 친구가 되라

자신의 몸에 일어난 노후의 징후와 증상을 인지한다 21
심장 건강관리를 위한 계획을 세운다 23
근육이 줄어드는 것을 막는다 26
호르몬 결핍을 해결한다 28

2 자신의 식생활을 점검하라

식생활 개선으로 막을 수 있는 노화의 증상 33
내 몸의 체지방률은 얼마? 39
내 몸에 맞는 하루 목표 칼로리 계산하기 42
지방이 잘 빠지지 않는다면? 44
신진대사와 에너지 늘리기 45
이왕이면 신진대사를 좌우하는 음식을 먹는다 46
음식을 언제 먹느냐도 중요하다 48
식욕을 조절한다 50
중독성 식품을 피한다 52
라이프 플랜 실천에 '휴일'은 없다 54
야식은 병의 시작, 야식을 삼간다 56
천연 호르몬 수치를 회복한다 57

3 닥터 라이프의 식사법을 실천하라

RULE 1 "하루 세 끼 먹는 습관을 버리고 저칼로리 음식을 조금씩 자주 먹는다"
RULE 2 "각 영양소를 꼼꼼히 따져 먹는다"
RULE 3 "매일 먹는 음식을 미리 계획하고 준비한다"

단백질을 섭취해야 근육이 생긴다	65
건강에 좋은 지방은 몸에 만족감을 준다	68
좋은 탄수화물은 활력을 주고 나쁜 탄수화물은 병을 준다	73
식품의 당질 지수를 알고 먹어라	74
탄수화물과 음식물 중독	75
섬유질 풍부한 먹거리가 최고의 탄수화물이다	77
살이 찔수록 탄수화물에 과민해진다	78
체중 1kg당 매일 30cc의 물을 마신다	79

4 이렇게 먹어라! 이것이 닥터 라이프의 식사법

STEP 1 누구에게나 적용되는 기본 건강 식단
STEP 2 체지방 연소에 도움 되는 식단
STEP 3 심장을 건강하게 도와주는 식단

건강 식단의 기본이 되는 닥터 라이프 음식 피라미드	88
단백질 셰이크에 관한 이모저모	90
달걀은 가장 간편하고 좋은 단백질 공급원	92
누구에게나 적용되는 기본 건강 식단 프로그램	94
배고픔이 주는 신호를 즐겨라	107
누구에게나 적용되는 체지방 연소 식단 프로그램	108
누구에게나 적용되는 심장 건강 식단 프로그램	122
라이프 플랜 레시피	136
한국인의 입맛을 고려한 저칼로리 일주일 특별 식단	142
일일 음식 일지	152

5 닥터 라이프의 운동법을 실천하라

운동이 성 기능을 향상시킨다	157
운동이 질병을 막는다	159
나이 들면 사라진 근육이 몸을 늙게 만든다	162
유전자 전위로 노화를 막을 수 있다	164
운동하는 데 나이 따지지 마라	165
지치지 않는 몸 만드는 닥터 라이프식 운동 프로그램은 바로 이것!	167
균형, 유연성, 중심 근력 운동이 기본	168
근육과 뼈를 위해 근력 운동을 한다	169
심폐 기능이 건강하면 자립 생활을 연장할 수 있다	171
유산소 운동과 근력 운동을 함께 한다	173
반드시 트레이너와 함께 운동한다	174
운동 시 스포츠 음료가 꼭 필요할까?	175
운동에 동기를 부여해주는 것	176
운동 효과는 숨 쉬는 방법에서부터 시작된다	177

6 닥터 라이프의 마음 관리법을 실천하라

스스로 내 몸을 바꿀 수 있다는 최면을 걸라	183
변하고자 하는 의지가 라이프 플랜의 효과를 더 빠르게 만든다	186
매일 마음속에 자신이 원하는 모습을 그려라	188
닥터 라이프가 제안하는 최고의 시각화 비법	189
자기 최면으로 스트레스에 대처한다	191
당신의 음식 뇌를 재프로그래밍하라	194

7 호르몬을 관리하라

스트레스가 테스토스테론 수치를 감소시킨다 201
몸은 테스토스테론 없이 작동하지 않는다 202
테스토스테론, 발기 능력 그리고 성욕 204
안전하고 효과적인 테스토스테론 치료법 205
생활 습관으로 테스토스테론양을 늘릴 수 있다 207
케겔 운동으로 테스토스테론 수치를 끌어올릴 수 있다 209
성장호르몬에도 신경 써라 211
그 밖에 관리가 필요한 호르몬 216

8 기능성 식품을 잘 활용하라

운동 많이 할수록 항산화제 꼭 필요하다 223
닥터 라이프가 권장하는 기능성 식품 225
기능성 식품의 올바른 사용법 226
믿을 만한 건강보조제 어떻게 고르나 234
곧 현실이 될 안티에이징 혁신 의학 정보 236

9 라이프 플랜을 의사와 함께 공유하라

라이프 플랜 시작 전 의사에게 물어봐야 할 아홉 가지 질문 245
최고의 의료 서비스는 스스로 이끌어내는 것 246
마흔 이후 최적의 건강을 유지시키고 질병 위험을 낮춰주는 중요 검사 리스트 248

epilogue 254

< 남자 나이 마흔을 넘겼다면…

먼저

라이프 플랜과
친구가 되라

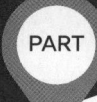

노화에 대한
사고방식을 바꾸어야 한다

나이가 들어가는 것은 질병이 아니다. 실제로 노화는 질병 때문에 일어나는 것이 아니라 몸의 완만한 변화를 말한다.

우리 각자는 고유한 유전 성향을 갖고 있다. 이런 성향이 실제로 드러나게 하는 것이 라이프스타일이다. 라이프스타일에 따라 유전적 요소는 얼마든지 이겨낼 수 있다. 그러니 시들어가는 성생활을 받아들이고 아픈 것을 당연히 여기는 대신 대사적으로, 생리학적으로 몸의 균형을 이뤄 더 이상 늙지 않도록 해야 한다. 우리는 또 노화에 대한 사고방식을 바꾸어야만 한다. 늙는다는 것이 더 아프게 된다는 것을 의미하지 않는다. 대부분의 사람들은 이미 85세가 넘도록 살 수 있는 유전 자산을 갖고 있다. 중요한 것은 자신의 유전자를 최대한 활용해 더 오래 건강하게 살 수 있도록 하는 것이다. 이것이 바로 몸을 위한 라이프 플랜이 필요한 이유다. 자, 어서 라이프 플랜과 친구가 되라.

자신의 몸에 일어난
노후의 징후와 증상을 인지한다

'징후'와 '증상'이라는 의학 용어를 들어봤을 것이다. 무심히 듣지만 정말 중요한 말이다. 건강에서 징후란 의사가 눈으로 관찰하거나 검사를 통해 알아낸 것이다. 증상이란 눈에 보이지 않아 측정할 수는 없지만 스스로가 경험하는 부정적 신호다. 두 가지 모두 전반적인 건강에 매우 중요하다. 이런 것이 때 이른 노화 질환이나 조기 사망의 경고 신호일 수 있기 때문이다.

다음 질문은 자신이 현재 노화의 징후나 증상을 겪고 있는지 판단하는 데 도움이 될 것이다. 각각의 질문에 대해 그렇다면 T에, 아니면 F에 동그라미를 그려 넣어라. 질문이 끝난 뒤 점수는 중요하지 않다. 설사 T에 단 한 개만 동그라미를 그렸다 해도 이미 어떤 질환을 겪고 있을 수 있기 때문이다. 따라서 이 모든 징후와 증상에 대해서는 프로그램을 시작하기 전에 반드시 의사와 상담해야 한다.

노화의 징후

1   복부에 살이 붙었다(복부 지방).   T / F
2   뼈의 소실/골다공증이 있다고 들었다.   T / F

3	당뇨병이나 인슐린 저항성이 있다고 들었다.	T / F
4	예전과 달리 기력이 없다.	T / F
5	예전처럼 근육이 많지 않다.	T / F
6	작년보다 5kg 이상 체중이 불었다.	T / F
7	저밀도 콜레스테롤 수치가 높다고 들었다.	T / F
8	피부가 처지기 시작했다.	T / F
9	관절의 유연성이 떨어지고 경직도가 증가했다.	T / F
10	집중하기 어렵고 기억하는 데 시간이 오래 걸리고 생각이 분명치 않다.	T / F

노화의 증상

1	종종 비관적이고 우울하다.	T / F
2	오전이나 오후에 가끔 무기력증을 느낀다.	T / F
3	전반적으로 피로감을 느낀다.	T / F
4	밤중에 자주 깨고 잠을 설친다.	T / F
5	직장에서 예전처럼 일을 할 수가 없다.	T / F
6	성적 자극을 받기 어렵고 성욕이 줄었으며, 쾌감의 강도도 감소하고 발기도 부족하다.	T / F
7	쉽게 짜증 내고 감정 기복이 심하고 불안해한다.	T / F
8	활력이 부족하다.	T / F
9	운동 이후에 회복되는 데 시간이 걸린다.	T / F
10	예전처럼 열심히 운동하지만 동일한 결과를 얻지 못한다.	T / F

심장 건강관리를 위한
계획을 세운다

심혈관계 질환은 미국에서 사망 원인 1위로 미국인 3명 중 1명 이상이 현재 이 병을 앓고 있다. 25초마다 미국인 한 명이 심장 발작을 일으키며, 40초마다 한 명은 뇌졸중을 일으키고, 그중 한 명은 1분마다 사망한다. 남자가 처음 심장 발작을 일으키는 평균 연령은 64세다.

심장 발작과 뇌졸중을 일으키는 혈관 질환의 원인은 동맥경화다. 사실 동맥경화는 어린 시절부터 시작되어 후에 혈관 내피(혈관 내벽을 덮고 있는 하나의 세포로 된 얇은 막)를 손상시키고 궁극적으로 찌꺼기가 쌓여 플라크를 만든다.

플라크는 노화의 정상적인 결과물이 아니다. 만일 내게 플라크가 있다면 철저히 치료해야 하는 질병이 있는 것이다. 남성에게 발생하는 심장 발작의 90% 이상은 심각하게 병든 동맥 혈관 때문인데 이는 심장 부하 검사 같은 일상적인 진단법으로는 검출되지 않는다. 심장 부하 검사로는 심장을 먹여 살리는 동맥의 내부 관을 막은 혈관 질환을 찾아낸다. 그런데 심장 부하 검사에서 이상 소견이 나오려면 최소한 관상동맥의 70%가 막혀 있어야 한다. 심장 발작을 일으킨 환자의 86%는 협착이 70% 미만인 경우다.

그럼에도 의사들은 대부분 심장 발작이나 뇌졸중 예방을 위한 치료의 기반을 위험 인자 규명에 두고 있다. 혈압과 콜레스테롤, 흡연, 당뇨병을 추적하는 것이다. 그러나 위험 인자를 개선하거나 소멸시키는 것만으로는 숨은 질병을 찾아낼 수 없다. '깜짝' 심장 발작과 뇌졸중은 평소에 적절한 건강관리로 충분히 예방할 수 있다. 의사는 질병의 진행을 막는 올바른 치료법을 알아내기 위해 가능하면 빨리 혈관 질환을 찾아내야 한다. 혈관 질환을 찾아냈다면 개인에게 특별히 맞춘 통합 프로그램으로 치료를 시작해야 한다.

심장 발작과 뇌졸중은 대부분 염증이 생긴 동맥에 혈전이 형성되면서 생기는데 이렇게 되면 해당 조직의 심장과 대뇌에 혈류가 차단된다. 혈전은 동맥의 부드러운 플라크가 부서져 내리거나 혈관의 내피세포가 삭아 뚫리면 생긴다. 내피는 혈액과 몸 사이에 존재하는 역동적인 경계 면이다. 내피세포는 중요한 생리 과정에 필요한 일산화질소 같은 중요 전달 물질을 분비해 생체 화학반응을 조절하고 혈액을 부드럽게 흐르게 하며, 혈압을 조절하고 혈관 긴장도를 확실히 보장한다. 또 염증 과정을 조절하고 산화와 응고를 방지한다. 내피세포를 보호하지 않으면 내피세포 기능이 망가져 동맥경화와 고혈압, 염증성 증후군, 심장 발작, 뇌졸중, 치매 등을 일으킬 수 있다. 아래에 나열한 사항 중 자신에게 하나라도 해당된다면 혈관 내피세포의 건강을 개선하기 위해 무진 애써야 할 것이다.

- ☐ 심장병 가족력, 경동맥 초음파 진단이나 심장 부하 검사 이상 또는 칼슘 지수 상승으로 확인된 심장병
- ☐ 저밀도 콜레스테롤 상승 또는 고밀도 콜레스테롤 부족
- ☐ 총 콜레스테롤 수치 상승
- ☐ 대사성 증후군(33쪽 참고)으로 진단된 적이 있음
- ☐ 지질(트리글리세라이드) 수치 상승
- ☐ 심장성 CRP(C 반응성 단백) 증가
- ☐ 혈관 질환

플라크의 붕괴나 내피세포의 손상을 일으키는 혈관 염증을 찾아내기 위한 검사도 몇 가지 있다. 이런 검사는 심장 발작이나 뇌졸중의 위험도를 예측하고 치료의 성패를 알 수 있는 표식으로도 이용할 수 있다.

심장 발작과 뇌졸중의 또 다른 중요한 원인으로 많은 사람이 간과하는 것이 치주 질환, 즉 잇몸의 만성 감염이다. 적게 잡아도 75%의 사람에게 치주 질환이 있다. 치주 질환을 앓는 50세 미만의 남성이 관상동맥 질환에 걸릴 위험률은 72% 이상 될 정도로 높다. 치주 질환이 심각하면 심장 발작은 3.8배, 뇌졸중은 2배 더 잘 걸리게 된다.

값비싼 시술과 고가의 심장병 약물을 사용하기 전에 질병의 생물학적 징후를 진단해 바로 조치를 취해야 한다. 무엇보다 영양과 보조 식품, 운동, 내분비적 균형, 몸과 마음의 조화 등 모든 면에서 자신의 라이프스타일을 건강하게 바꾸어야 한다. 올바른 운동과 영양 섭취, 기능 식품 활용, 건강한 호르몬 수치 관리를 병행하면서 심장 관리에 더 신경 쓴다면 심장 질환의 위험을 줄이고 당뇨병이나 치매, 암, 발기부전, 관절염 등 노화와 관련된 질환을 훨씬 더 쉽게 예방할 수 있다.

근육이
줄어드는 것을 막는다

현재 의사들은 사람은 늙어가면서 근육의 크기와 근력이 감소하며 근육감소증이라는 병에 걸리게 된다고 한다. 또 이는 피할 수 없는 현상이라고 말한다. 그렇지만 나는 이런 사고방식이 틀렸다고 믿는다. 이 책에서 제안하는 라이프 플랜은 나이가 들어도 근육 조직과 근력의 감소를 피할 수 있다는 것을 전제로 한다.

근육감소증은 30대에 시작된다. 적절한 운동과 올바른 식생활을 지속하지 않고 호르몬 결핍을 교정하지 않으면 30~40대에는 10년마다 3~5%의 비율로, 그다음에는 10년마다 10~20%의 비율로 근육이 손실된다. 60세 이후부터는 상황이 더욱 악화되어 늘어난 체지방이 근육을 대체한다. 근육 손실이 가장 많은 시기는 50~75세로 평균 25~30%의 근육이 손실된다. 근육감소증은 노화로 인한 치명적인 결과다. 이것이 노년의 삶의 질을 엄청나게 떨어뜨린다.

현재로서는 노화와 퇴행성 변화, 그리고 죽어가는 미토콘드리아가 근육감소증을 일으키는 중요한 열쇠를 쥐고 있다고 여겨진다. 미토콘드리아란 특히 근육세포에서 많이 발견되는 작은 기관이다. 미토콘드리아에서 에너지가 ATP(adenosine triphosphate) 형태로 생성된다. 그런데 미토콘드리아가 늙으면서 ATP를 생산하지 못하게 되고 근육세포는 쭈그러들어 죽는다. 만일 죽어가는 미토콘드리아를 젊고 활력 넘치는 미토콘드리아로 대체할 수 있다면 나이가 들어도 근육과 근력이 소실되는 것을 막을 수 있을 것이다. 바로 이것이 이 책에서 제안하는 라이프 플랜에 대한 내용이다.

라이프 플랜은 적절한 영양 섭취와 올바른 운동, 그리고 건강한 호르몬 수치의 완벽한 결합에 초점을 맞추고 있다. 지금 내 나이가 어떻든 죽어가는 미토콘드리아를 새로운 '야생의 미토콘드리아'(젊고 건강한 미토콘드리아를 가리킬 때 학자들이 쓰는 용어)로 대체하는 것이다.

호르몬 결핍을 해결한다

　불행히도 의사들은 대부분 환자에게 질병 예방에 대해서는 거의 알려주지 않는다. 의사 자신조차 예방의학을 자신의 라이프스타일에 어떻게 접목시켜야 할지 모르니 환자 진료에서는 말할 것도 없다. 라이프스타일이 질병 예방에 미치는 영향에 대해 많은 연구가 있었지만 여전히 어떻게 질병을 예방하는지, 적절한 운동과 올바른 식이요법이 무엇인지, 그리고 균형 잡힌 내분비 대사 기능을 통해 어떻게 활력을 유지하는지에 대해서는 거의 알지 못하는 의사가 많다.

　특히 남성의 건강에서 이 문제는 심각하다. 테스토스테론 부족과 제2형 당뇨병의 연관성에 관한 2008년의 한 논문에서 남성호르몬 부족은 임상적으로 잘 진단되지 않는 내분비 질환으로, '상당히 많은 미국 남성이 남성호르몬 부족에 시달리고 있으며 제2형 당뇨병으로 진단된 남성의 경우는 50%가 남성호르몬이 부족해질 수 있다'고 보고했다. 또 2004년의 한 연구에 참가한 연구자들은 1380만 명의 남성들이 테스토스테론 부족에 시달리고 있다고 추정했는데 그중 10%도 안 되는 사람만이 치료를 받고 있다. 2008년의 또 다른 연구에서는 비만(특히 복부 비만)과 당뇨병, 고혈압, 콜레스테롤 문제를 포함하는 대사성 증후군에는 공통 분모가 있는데 바로 테스토스테론 결핍이라고 증명했다.

남자는 테스토스테론 결핍을 교정함으로써 대사성 증후군을 치료할 수 있다. 그리고 체지방 구성을 개선해 골 밀도, 성 기능, 성욕을 높이고 심장 질환, 당뇨병, 암, 뇌졸중, 치매 발생률을 낮출 수 있다. 테스토스테론 수치가 적정하면 실제로 발기부전을 감소시키거나 완치할 수 있다.

발기부전은 전신 건강을 들여다보는 창이라는 점에서 특히 중요하다. 발기부전은 숨어 있는 혈관 질환과 당뇨병의 조기 경고 징후일 수 있다. 연구에 따르면 많은 남성이 심장 발작이 발생하기 4~5년 전에 발기부전을 경험한다고 한다. 2009년 한 연구 결과로 발기부전이 있는 남성은 관상동맥 질환에 걸릴 위험이 80%나 더 높다는 사실이 밝혀졌다. 성생활을 개선하기 위해 호르몬요법을 실시한다면 그뿐 아니라 건강의 모든 측면을 살필 수 있다.

그러나 한 가지 분명히 해야 할 점이 있다. 호르몬요법 하나만으로는 건강해질 수 없다는 것이다. 호르몬요법은 라이프 플랜의 일부분일 뿐이다. 근육량을 유지하는 데 분명 도움이 되지만 식이요법, 운동 프로그램과 병행해야만 건강을 유지할 수 있다. 호르몬요법이 우람한 근육과 더 나은 몸매를 만드는 비결이라고 오해하는 일이 없기를 바란다.

라이프 플랜의 핵심 비결

1. 매일 어떤 형식으로든 운동을 한다.
2. 몸에 도움이 되는 음식을 먹는다.
3. 호르몬 결핍증이 있는지 확인한다.

자신의
식생활을 점검하라

누구나 한 번은 꼭 필요한
식생활 체크 포인트

우리가 섭취하는 식품은 육체적·정신적 건강과 운동 활동 그리고 노화에 지대한 영향을 미친다. 전문가들은 당뇨병, 심장병, 비만 등의 질병 증가가 음식과 직접적으로 연관되어 있다는 사실을 밝혀냈다. 그러나 어떤 음식을 먹었을 때 질병에 잘 걸리며, 또 어떤 음식이 우리를 겉늙게 만드는지 안다고 해서 그런 해로운 음식을 끊기란 쉽지 않다.

체형과 생활을 바꾸려는 모든 이들에게 가장 큰 적은 음식이다. 음식과의 전쟁에서 승리한다면 과도한 체지방이나 허약한 체질과의 전쟁에서 승리할 수 있다. 이 전쟁에서 이기려면 우선 체중을 줄여야 한다. 그런 다음 건강을 개선시킬 수 있는 최선의 음식이 무엇인지 선택하는 법을 배워야 한다. 라이프 플랜의 목표는 식생활을 개선해 가능한 한 최고의 체형을 유지하도록 만드는 것이다. 몸을 병들게 하는 지방 등을 피한다면 노화의 증상을 완전히 되돌릴 수 있으며 불필요한 체지방률을 낮추고 신진대사율과 활력을 높일 수 있다.

잘 먹어도 쉽게 늙지 않는다!
식생활 개선으로 막을 수 있는 노화의 증상

비만

    3kg이든 30kg이든 과체중이라면 이 여분의 지방은 건강과 성생활에 문제를 초래한다. 우선 적정 체중을 유지해야 차후에 생기는 인지 능력 감퇴를 줄일 수 있다. 〈신경학〉 2009년 3월호에 실린 연구에 따르면 총체지방률과 부분 체지방률은 인지 능력 저하에 영향을 준다고 한다. 인지 능력 저하가 모든 종류의 비만과 상관관계가 있음도 밝혀졌다. 즉 뚱뚱할수록 인지 능력이 떨어질 가능성이 많다는 것이다.

    더군다나 체중은 신체 기능에 다양한 영향을 미친다. 대사성 증후군이 X증후군이라는 새로운 이름으로 불릴 정도로 비만은 전염성이 강하다. 대사성 증후군은 체중 과다가 심장이나 당뇨병과 관련된 당분 분해 능력에 악영향을 미칠 때 발병한다. 대사성 증후군의 네 가지 중요 요소는 비만(특히 복부 비만), 당뇨병 또는 인슐린 저항성, 혈중 지방의 일종인 트리글리세리드 수치 상승, 고혈압과 보이지 않는 염증 반응의 증가다. 대사성 증후군의 또 다른 이상 징후로는 콜레스테롤 증가나 해로운 콜레스테롤인 저밀도 콜레스테롤 증가, 유익한 콜레스테롤인 고밀도 콜레스테롤 감소, 위험한 혈전을 촉진하는 단백질인 피브리노겐 증가 등이 있다. 이러한 요인들은 성 기능 장애도 유발할 수 있다.

그렇지만 다행히도 대사성 증후군은 완벽히 예방할 수 있으며 상태를 역전시킬 수도 있다. 호르몬을 적절히 처방받고 체중을 줄이거나 운동을 하면 이 질환을 예방할 수 있다. 이미 대사성 증후군을 앓고 있다 하더라도 운동으로 인슐린 수용체의 감수성을 향상시켜 신체 이상을 교정할 수 있다.

무엇보다 체지방, 특히 복부 지방을 줄여야 한다. 체지방의 대부분이 복부에 저장되면 건강이 급격히 악화된다. 이는 주로 복강 내에 축적된 지방, 소위 내장 지방으로 비만 중 최악의 경우다. 몸매를 볼품없게 만들 뿐 아니라 대사성 증후군의 주된 원인이 되기 때문이다. 복부 지방은 팔이나 다리의 피부 아래에 있는 피하지방처럼 잠자코 매달려 있지 않는다. 활발히 활동하면서 아디포카인이라는 염증 유발 인자와 죽상경화증·암·인슐린 저항성의 원인이 되는 여러 화학물질을 만들어내거나 신체 곳곳에서 소리 없이 염증을 일으키기도 한다. 이에 대한 원인은 아직도 완전히 밝혀지지 않았지만 많은 전문가들은 피하지방보다는 내장 지방이 해로운 호르몬이나 유리지방산의 생성에 훨씬 더 크게 관여한다고 믿는다. 유리지방산은 간으로 직접 침투해 인슐린 대사를 억제하고 고인슐린혈증과 고혈당, 염분의 체내 체류와 고혈압을 일으키며 은밀하게 염증을 유발하는데 이 모두가 질병과 호르몬 결핍의 주된 원인이 된다.

소리 없는 염증

소리 없는 염증이란 감지할 수 없는 염증을 말한다. 이는 거의 모든 질병의 원인이 된다. 전문가들은 소리 없는 염증이 노화 과정을 촉진하고 노화에 관련된 질환을 일으키는 주원인이라고 생각한다. 이 분야의 권위자인 베리 시어즈 박사는 음식이 그런 염증을 유발하기도 하고 예방하기도 한다고 했다.

인슐린 저항성

인슐린 저항성은 대사성 증후군의 주된 문제로, 인슐린과 혈당을 만성적으로 증가시킬 수 있다(질병 초기에는 혈당이 정상일 수도 있다). 많은 전문가들은 인슐린 수치가 높으면 비만을 유발하고, 트리글리세리드 수치를 높이는 대사성 증후군이 발생할 수 있다고 믿는다. 전문가들은 또한 과도한 인슐린이 노화를 촉진하는 가장 중요한 원인이라고 여긴다. 인슐린 농도가 높으면 체지방률과 혈중 지질, 당 내인성, 유산소 능력, 근력, 근육량, 면역 기능에 나쁜 영향을 미친다.

인슐린은 혈당을 조절하며 혈관에서 체세포로 흡수되는 지방을 증가시키는 지단백질 분비량을 늘림으로써 지방 대사에 매우 중요한 역할을 한다. 그러므로 인슐린 수치를 낮게 유지시키면 사망 원인이 되는 여러 질병에 걸릴 위험성이 줄어들 뿐 아니라 칼로리가 지방으로 전환되는 양을 크게 줄일 수 있다.

인슐린 저항성의 주된 원인은 영양 불량과 운동 부족이다. 체지방이 증가할수록 인슐린 수용체의 감수성은 급격히 낮아진다. 인슐린 수용체의 감수성이 낮아지면 췌장에서 분비되는 인슐린의 양이 늘어나는데 이는 심혈관 내벽을 손상시키거나(혈관 내벽 기능 장애) 혈액 내 지방을 분해하는 효소의 기능을 방해하고 고혈압의 원인이 되는 나트륨을 제거하는 신장의 기능을 방해하는 등 좋지 않은 변화를 일으킨다.

인슐린 저항성이 커질수록 혈당을 유지시키기 위해 생산해야 하는 인슐린의 양이 많아지고, 인슐린이 많아질수록 체지방은 증가한다. 인슐린 저항성의 진행을 막으려면 유산소 운동과 근력 운동을 해야 한다. 유산소 운동으로 지방을 더 많이 태울수록 체내에서 생산된 인슐린에 대한 감수성이 높아진다. 체지방이 줄고 근육량이 늘면 인슐린 저항성이 감소하는데, 그러면 췌장의 부담이 크게 줄어 인슐린 분비량이 감소한다. 또 몸이 저장된 체지방을 더 효율적으로 활용하기 때문에 여분의 칼로리를 소비시킬 필요가 줄어든다. 인슐린 수치가 높으면 체지방을 태우기가 생리학적으로 불

가능해지는 것이다.

인슐린 수치를 조절하는 것이 이 책에서 제안하는 식생활 계획의 주된 목표다. 적게 먹고 탄수화물 섭취량을 관리하며 혈당 지수가 낮은 식품(대부분의 채소와 과일, 몇몇 통곡물)을 섭취하면 인슐린 수치를 잘 조절할 수 있다. 이 외에도 늘 양질의 탄수화물과 저지방 단백질을 먹는 것이 중요하다. 단백질과 탄수화물의 비율이 0.5~1 사이면 인슐린 수치를 이상적으로 조절할 수 있다. 이 범위 안에서 식사하면 단백질과 탄수화물의 비율이 0.5 이하인 경우에 비해 체지방이 훨씬 더 많이 줄어든다.

몸에서 칼로리를 적게 요구하면 음식을 덜 먹게 되고 따라서 음식을 소화하고 저장할 때 만들어지는 유해 산소(음식물이 에너지로 전환될 때 발생하는 불안정 원자)의 양도 줄어든다. 많은 과학자들은 신체 내 유해 산소를 줄인다면 그로 인한 세포 손상을 줄일 수 있고 노화도 크게 늦출 수 있다고 생각한다. 운동과 더불어 섭취하는 칼로리의 양을 조절하는 것이 노화를 늦추는 유일한 방법이다.

혈당과 인슐린 수치를 관리하기 위해 식생활을 바꾸면 근육도 만들 수 있다. 4~7일 정도만 바른 식생활을 실천하면 혈당과 인슐린 수치를 이상적인 신진대사 범위 내로 유지할 수 있는데 2주가 지나면 공복감이 없어지고 식탐도 느끼지 않게 된다. 또한 집중력과 지구력, 체력, 근력이 뚜렷하게 좋아지며 체형도 날씬하게 유지할 수 있다.

당화

혈당 수치가 높아지면 당화라는 또 다른 문제가 발생한다. 당화는 혈관 속을 돌아다니는 포도당 분자가 단백질이나 핵산과 결합해 매우 위험한 화학 구조를 만들어내는 과정이다. 세포 활동의 99%는 다양한 계열의 단백질에 의존하는데 단백질과 당이 결합하면 기능에 이상이 생기거나 큰 문제가 발생한다.

이런 당화 단백질이 소위 AGE(advanced glycation end-product, 진행된 당화 결과물)라고 하는 것으로, 콜라겐(근육과 성장에 중요한 인대, 힘줄과 그 밖의 여러 결합 조직을 만드는 데 사용된다)이나 새로운 단백질을 합성하는 데 필수적인 핵산을 공격한다. 당화 단백질은 아주 끈적해서 혈관 내벽에 붙어 혈관 기능의 장애를 일으키며 급기야는 동맥의 원활한 팽창과 수축을 막아 혈관 기능을 손상시킨다. 이는 플라크를 형성해 혈액이 심장, 뇌, 손, 발, 눈, 근육, 성기 등 중요한 기관으로 흐르는 것을 막는다. 이 상태가 지속되면 세포와 동맥 기능에 이상이 생겨 신체적으로나 정신적으로 건강이 크게 악화된다. 당화는 화학반응이 전혀 없는 수동적 과정이다. 단순하게 혈액 내의 포도당 분자 수에 의존한다. 그 수가 많을수록 몸이 만들어내는 AGE 수가 늘어나며 몸은 그만큼 더 많이 오염된다.

당화는 노화의 정도를 알려주는 가장 중요한 계기판이다. 전문가들은 당화가 퇴행성 질환의 주범이라고 생각한다. 또 당화는 만성적으로 인슐린 수치를 높인다. 인슐린은 복부 비만을 야기하고 에너지를 만들어내기 위해 저장된 지방을 유리지방산으로 전환시키는 지방세포의 기능을 방해한다. 이렇게 거대한 에너지 저장고를 이용할 수 없게 되면 혈당이 감소하여 피곤과 허기를 느끼게 되고 결과적으로 필요한 에너지를 만들어내기 위해 당분이 더 많이 함유된 음식을 탐하게 되는 것이다.

이는 불안정한 혈당, 인슐린 수치 상승, 당뇨 악화, 무절제한 식탐이라는 순환 고리를 만들어 시간이 지날수록 상태가 악화된다. 결국에는 신진대사계가 서서히 파괴되며 세포와 동맥이 손상된다.

신체 내에 발생하는 당화의 양은 헤모글로빈 A1C 테스트로 측정할 수 있다. 4.0~5.5%이면 상태가 양호한 것이고 이 수치가 낮을수록 더 좋다. 제2형 당뇨병의 평균 수치는 8~12%다. 5.7~6.4%이면 인슐린 저항성일 가능성이 높다. 당화 수치는 노화 속도와 직접적으로 연관되며 당화 수치가 높을수록 노화 속도도 빨라지고 노화와 관련된 질병으로 발전될 가능성이 더 커진다.

올바른 식습관과 운동으로 당화 수치를 낮게 유지하면 인슐린 수치 역시 낮아진다. 인슐린 수치가 낮아지면 신체의 거대한 에너지 저장고(체지방)를 잘 활용할 수 있게 되며 부지불식간에 살이 빠지고 근육이 붙으면서 건강해진다. 이 책에서 권장하는 식단과 운동 프로그램을 실천하면 당화 수치를 최소화할 수 있으며 수명도 10~15년 정도 더 늘릴 수 있다. 그것도 병실에서의 10년이 아니라 활력 넘치고 생산적인, 건강한 10년을 말이다.

> **몸을 바꾸는 데 사진 한 장이 의외로 큰 도움을 준다**
>
> 내가 체형을 교정하는 동안 가장 큰 자극제가 되었던 것은 옛날 사진이었다. 다이어트와 운동이 싫증 날 때마다 배가 불룩 나왔을 때 찍은 사진을 보며 더 이상 저런 몸으로 살지 말아야겠다고 다시 한 번 결심한다. 여러분도 사진을 찍어 휴대전화에 저장하거나 지갑에 넣어두고 자주 들여다보기를 권한다.

내 몸의 체지방률은 얼마?

가장 먼저 알아야 할 것은 내 몸의 뱃살이 실제로 얼마나 되느냐이다. 이는 미래에 심장병과 제2형 당뇨병에 걸릴지 여부를 알려주는 중요한 지표로 체질량 지수보다 더 정확하다. 내장 지방이 얼마나 쌓여 있는지는 돈 들이지 않고도 쉽게 알 수 있다. 필요한 것은 줄자뿐. 줄자로 배 둘레를 재는 것이다. 주의할 점은 바지를 맞출 때 재는 허리둘레가 아니라 가장 굵은 배 둘레를 재는 것이다. 배 둘레가 40인치 이상이면 생명을 위협할 정도의 질병에 걸릴 가능성이 매우 크다. 내장 지방은 가장 먼저 축적되고 가장 나중에 빠진다는 사실을 명심하자. 또 그렇다고 해서 낙담만 하고 있으면 안 된다. 이 책에서 권하는 프로그램을 실천한다면 언제 그랬냐는 듯 고집스러운 뱃살이 빠진다.

다음으로 체중을 알아야 한다. 체중계에 올라서면 체중을 쉽게 잴 수 있지만 이것만으로는 부족하다. 전문의들은 과체중 여부를 진단하기 위해 체질량 지수(BMI)라는 도표를 참고한다. 체질량 지수는 '몸무게(kg)/키(m)의 제곱'으로 계산하여 나온 수치다.

체질량 지수가 25~30이면 과체중이고 30 이상이면 비만이다. 체질량 지수는 질병의 위험을 알아내기 위해 의사, 영양사, 건강 전문의 등이 모두 사용한다.

그런데 사실 과체중은 그 자체로 문제가 되지 않는다. 문제는 지방 과다다. 지방 과다는 건강과 신체적·정신적 기능 그리고 외모에 크게 영향을 주는 체지방이 과도한 상태를 의미한다. 체질량 지수에만 의존하면 마른 사람이라도 근육질이면 과체중으로 나타난다. 근육량이 많기 때문이다. 반면 비대한 사람이라도 근육량이 적으면 체질량 지수는 양호한 상태로 나타난다.

따라서 체지방률에 초점을 맞춰 진단해야 한다. 이 방법은 개개인의 이상적인 체중과 비만도, 질병 위험도를 아는 데 도움을 준다. 아래 표는 비만도와 관련된 건강 상태를 연령별로 최상에서 최하까지 나타낸 것이다. 이 표는 이상적인 체중에 도달하기 위한 지침서가 된다.

체지방은 다양한 방법으로 측정할 수 있다. 그중 가장 많이 쓰는 방식은 손으로 피하지방을 접어 올려 그 두께를 측정하는 것이다. 사물의 바깥지름을 재는 컴퍼스로 직접 잴 수도 있고 집 근처 체육관에서 잴 수도 있다. 그런데 그 결과의 정확도는 누가 측정하느냐에 따라 다를 수 있다. 또 측정값이 나오면 식에 대입해 비만도를 알아내는데, 그 계산 방식이 100가지도 넘어 식을 잘못 선택하면 완전히 잘못된 결과를 얻을 수도 있다.

체지방률 (남자의 경우)

건강 상태＼나이	20~29세	30~39세	40~49세	50~59세	60세 이상
최상	<11	<12	<14	<15	<16
상	11~13	12~14	14~16	15~17	16~18
중	14~20	15~21	17~23	18~24	19~25
하	21~23	22~24	24~26	25~27	26~28
최하	>23	>24	>26	>27	>28

체지방을 측정하는 표준 방식은 DEXA(이중 에너지 방사선 흡수 계측기) 영상 주사법이다. 많은 의사들이 이것을 이용해 체지방률을 정확하게 측정한다. DEXA 주사법은 근육이 얼마나 많은지도 나타내므로 지방 감량과 근육 증진으로 얻은 근육량도 추적할 수 있다. 체지방률이 25%가 넘으면 비만으로 취급하며 건강 위험군에 속한다. 일반적으로 어떤 연령층에 속하든 건강을 유지하려면 체지방률이 15%를 넘지 않아야 한다.

내 몸에 맞는
하루 목표 칼로리 계산하기

　　바람직한 체중의 하한선은 유전적으로 결정되지만 음식의 선택과 운동 또한 체중 감량에 큰 영향을 미친다. 체지방을 줄이기 위한 첫 번째 단계는 하루에 먹은 음식의 양을 정확히 알아내는 것이다. 4장(152쪽 참고)에 준비한 식사 일지에 매일 먹고 마시는 모든 것을 일주일 동안 사소한 것 하나까지도 모두 기록하자. 그리고 칼로리 정보를 이용해 매일 소비하는 칼로리의 양을 계산해보자. 채소와 과일 같은 신선 식품과 단백질의 열량은 닥터 라이프 웹사이트(www.drlife.com)에서 쉽게 계산할 수 있다. 마지막 날에는 섭취한 모든 칼로리를 더해 7로 나눈다. 그러면 하루 동안 섭취한 평균 칼로리양을 구할 수 있다. 이 수치가 현재 체중을 유지하는 데 필요한 하루 칼로리양이다. 그런데 체중을 줄이려면 이 양에서 20%를 줄여야 한다. 하루 평균 칼로리양에 0.2를 곱해서 나온 값을 하루 평균 칼로리에서 빼면 새로운 하루 평균 칼로리양의 상한값을 얻게 된다. 단, 섭취하는 칼로리를 20% 이상 줄이지는 않도록 한다. 그 이상 줄이면 근육량도 줄어들 뿐만 아니라 신진대사가 원활하지 않게 된다.

　　두 번째 단계는 지방에서 얻는 칼로리의 양을 계산하는 것이다. 하루 칼로리 섭취량에 0.15를 곱하면 그 결과로 나오는 수치가 몸이 필요로 하는 지방 칼로리양이다. 지방 칼로리양을 9로 나누면 지방의 양(단위는 g)이 된다. 세 번째 단계는 근육을 최대한 키우는 데 필요한 단백질 칼로리양을 구하는 것이다. 체중 1파운드당 1g으로 계산해(1kg=2.2파운드) 그 숫자에 4를 곱한다. 즉 단백질 1g당 4칼로리가 되는 것이다. 이렇게 해서 나오는 수치가 하루에 필요한 단백질 칼로리양이다.

단백질 칼로리와 지방 칼로리를 더한 값을 하루에 소비하는 총칼로리에서 빼면 섭취해야 하는 탄수화물 칼로리양이 나온다. 탄수화물 칼로리양을 4로 나누면 그램 단위로 변환된다(탄수화물 1g당 4칼로리).

그러면 몸무게 190파운드(약 86kg)인 45세 남성을 예로 들어보자.

성인 남성 일일 권장량	2500kcal
하루 칼로리 제한량 20%(2500×0.2) =	500kcal

이 중에서,

지방 칼로리양	2000kcal×0.15=300kcal
지방의 양	336÷9=33g
단백질의 양	190g
단백질 칼로리양	190g×4kcal/g=760kcal
탄수화물 칼로리양	2240−(760+300)=1180kcal
탄수화물의 양	1180÷4=295g

곧,

하루 목표 칼로리 섭취량

단백질	190g	760kcal
지방	33g	300kcal
탄수화물	295g	1180kcal
총		2000kcal

지방이 잘 빠지지 않는다면?

지방 감량 프로그램에 참여한 사람들 중 정체기에 접어드는 사람이 간혹 있다. 체지방이 더 이상 빠지지 않는 것이다. 라이프 플랜 프로그램에 참여하면 체중이 잘 안 빠지는 경우는 드물지만 최종적으로 체지방을 빼는 도중에 잠시나마 정체기를 겪는 일은 꽤 흔하다.

이런 어려움은 몇 가지 요인 때문에 발생하는데 그중 하나가 약물이다. 항우울제와 항불안제 같은 항정신성 약물과 호르몬이나 프레드니손 같은 유사 호르몬제 역시 이런 대사성 증후군의 원인이 된다. 심혈관 약, 혈압 약, 이뇨제, 항관절염제(비스테로이드성 소염제)도 의심을 피할 수 없다. 만일 이런 약물을 복용하고 있다면 무작정 끊지 말고 의사와 상의해 부작용 없이 체지방을 줄일 수 있는 대안 약품을 찾아보는 것이 좋다.

약물 문제가 아니라면 갑상선 활동에 문제가 있는지 살펴본다. 갑상선자극호르몬 검사를 통해 갑상선호르몬 대체제를 꼭 먹어야 하는지 확인할 수 있다. 약물이나 갑상선이 원인이 아니라면 식단을 조절해야 한다. 칼로리양을 조금 줄여보고 일주일 후에도 정체에서 벗어나지 못한다면 탄수화물 칼로리 대신 건강에 좋은 지방(오메가-3와 오메가-6 지방산이 다량 함유된 음식)과 단백질의 양을 서서히 늘려보자. 지방이 줄어드는 것을 눈으로 직접 확인하게 될 것이다.

신진대사와 에너지 늘리기

신진대사는 물리적·화학적 변화를 유지하기 위해 몸이 소비하는 에너지다. 대사율은 저장된 에너지의 이용 속도에 비례한다. 대사율은 유전, 호르몬 활동, 체형, 체지방 성분 등 여러 요소의 영향을 받는다. 유전적 특징을 바꿀 수는 없으므로 신진대사에 영향을 주는 다른 요소들을 조절해야 한다. 재미있는 사실은 많은 사람들이 알고 있는 것과 달리, 나이가 대사율에 큰 영향을 주지 않는다는 것이다. 대사율에 중요하게 작용하는 요소는 호르몬 수치와 건강 정도(level of fitness)다. 한번은 체중이 약 70kg인 20세 청년의 기초대사율과 같은 체중의 60세 남성의 기초대사율을 비교해본 적이 있다. 20세 청년의 하루 휴식 대사량(정상적인 신체 기능을 유지하고 체내 항상성을 유지하며 자율신경계가 활동하기 위해 필요한 최소의 에너지)은 1750칼로리였고, 60세 남성의 휴식 대사량은 1691칼로리였다. 고작해야 59칼로리 차이다. 60세 남성의 성공 비결은 호르몬 수치를 건강한 상태로 유지하기 위해 열심히 노력했다는 점이다.

대사율을 유지하는 또 다른 비결은 근육이다. 근육량이 많고 체중이 덜 나갈수록 하루에 태우는 칼로리의 양이 많아진다. 근육량은 근력 운동과 에어로빅으로 늘릴 수 있는데 운동 강도가 높을수록 여분의 칼로리를 더 많이 태운다.

이왕이면 신진대사를 좌우하는
음식을 먹는다

　　신체가 음식을 소화시키려면 칼로리 형태의 에너지가 필요하다. 이를 식이 유발성 체열 생산(DIT)이라고 한다. DIT는 섭취한 음식을 소화시키고 변형하며 저장하기 위해 신체가 사용하는 에너지의 양이다. 지방과 당보다는 단백질과 복합 탄수화물(음식물의 총칼로리의 25%가 넘는다)을 소화시키고 변환시키는 데에 더 많은 에너지가 소모된다. 그러므로 칼로리를 효율적으로 태워 소모시키려면 단백질과 복합 탄수화물의 함량이 높은 음식을 섭취하는 것이 좋다. DIT가 큰 음식물로는 닭, 칠면조, 붉은 살코기, 현미, 채소, 사과, 비열대성 과일 등이 있고, DIT가 작은 음식물로는 탄수화물과 지방 함량이 높은 가공식품(패스트푸드점에서 많이 먹게 된다), 흰 빵, 백미, 감자튀김 등이 있다.

　　칼로리가 같더라도 DIT가 큰 음식은 DIT가 작은 음식보다 칼로리를 더 많이 태운다. 예를 들어 땅콩버터를 바른 통곡물 빵과 흰 빵에 마요네즈를 바른 햄샌드위치의 칼로리는 같다. 하지만 땅콩버터를 바른 통곡물 빵이 건강에 더 좋다. DIT가 크기 때문이다. 몸매를 날씬하게 유지하려면 음식의 DIT 양을 최대로 만들어야 한다.

　　더 좋은 점은 DIT 칼로리는 아무런 활동을 하지 않고도 태울 수 있다는 것이다. 생존하기 위해서는 음식을 먹고 소화시켜야 한다. 바른 먹거리 생활을 하는 것만으로도 살을 뺄 수 있다는 말이다. 식사 시간을 잘 맞추는 것도 DIT를 최대화시키는 방법이다. DIT는 식사 한 시간 후 최대치에 이르므로 식사를 여러 번 반복해서 하는 것이 좋다. 내가 소식으로 하루에 5~6끼를 권하는 이유다. 소식을 자주 하면 식사와 동시에 발생하는 대사율이 높아진다.

신진대사를 늘리면 매일 활력이 넘치고 정신이 맑아지며 에너지를 좀 더 효율적으로 태워 체지방도 줄일 수 있다. 바로 이 상태가 선순환 고리다. DIT 횟수를 늘리면 운동에 필요한 에너지를 좀 더 얻게 되고, 이는 다시 음식을 태우고 신진대사를 늘려 살이 빠지고 건강해진다.

음식을 언제 먹느냐도 중요하다

　　1993년 미국의 한 연구 팀은 DIT와 식사 시간 사이의 관계에 대한 연구를 발표했다. 이들은 아침에 식사를 하는 경우 섭취한 칼로리의 16%가 신진대사에 이용된다는 사실을 밝혀냈다. 반면 같은 음식을 오후에 먹으면 칼로리의 13.5%가 신진대사에 이용된다. 밤에 먹으면 10.9%만이 이용된다. 즉 밤에 식사를 하면 발열 반응에 따르는 신진대사의 양이 아침이나 오후에 식사를 하는 것보다 떨어진다는 것이다. 이는 DIT가 높은 음식을 섭취해도 신체가 음식물을 처리하는 데 쓰는 것이 아니라 체지방으로 저장되도록 하는 것이다.

　　따라서 오후 6~7시까지 칼로리의 상당 부분을 소비하고 그 이후 음식을 먹어야 한다면 지방과 탄수화물을 피하고 저단백 식품(가령 치킨 한 조각, 땅콩버터 한두 스푼)을 먹는 것이 좋다. 탄수화물은 칼로리의 23%, 단백질은 칼로리의 30%가 소비되는 데 비해 지방은 고작 3%만 소비된다.

　　또 근육을 키우고 지방을 태우기 위한 가장 좋은 방법은 운동 후 한 시간 이내에 식사를 하는 것이다. 운동은 근육이 커지도록 자극을 준다. 또 단백질과 탄수화물은 호르몬 상태를 이상적으로 조합해 근육이 최대로 커지는 데 필요한 올바른 조합을 만들어준다. 이런 영양소는 인슐린과 성장호르몬 분비를 촉진시켜 귀중한 아미노산과 탄수화물이 근육 세포로 유입되도록 해준다.

근력 운동 후 즉시 섭취하면 좋은 식품은 340g 정도의 액체 단백질/탄수화물 드링크제다. 여기에는 체중 1kg당 1.5g(약 100~140g)의 당질 지수가 높은 탄수화물과 체중 1kg당 0.4g(약 30~40g)의 단백질이 함유되어야 한다. 탄수화물은 바나나, 딸기, 오렌지 등의 과일과 꿀처럼 영양가가 높으면서도 당질 지수가 높아야 한다. 당질 지수가 높은 음식을 권하는 것은 이번 한 번뿐이다(당질 지수에 관해서는 후에 다룬다). 단백질원으로는 무지방 우유, 무지방 요구르트, 두유, 단백질 보충제 등을 들 수 있다.

식욕을 조절한다

인간에게는 '음식은 좋은 것이니 많이 먹을수록 더 좋다'는 믿음이 각인되어 있다. 음식에 대한 우리의 생각과 감정은 부모와 문화, 광고업자들에 의해 뇌 속 깊숙이 심어졌다. 더군다나 가혹한 환경에서 살았던 우리 조상들로부터 물려받은 유전자 코드는 미래의 기근에 대비해 고칼로리 음식을 먹도록 강요한다. 이 때문에 사람들은 종종 음식에 대한 통제력을 잃기도 한다. 이는 무절제한 소비, 즉 음식 중독을 만들어냈다. 말 그대로 수많은 사람들이 음식 중독자가 되었다.

의학 박사이자 중독에 관한 권위자인 더글러스 탤봇은 "음식 중독은 반복적으로 폭식을 함으로써 기분을 전환시키려는 충동에 빠지는 것"이라고 했다. 음식 중독은 나약한 의지나 행동 문제 때문에 일어나는 것이 아니다. 이보다는 어떤 특징적인 신호와 중독 증상을 일으키는 대사 이상과 생화학 이상의 결과다. 음식 중독자들이 유쾌한 기분을 느끼기 위해 음식을 먹지만 결과적으로는 불쾌감을 느낀다는 사실은 역설적이다.

이미 음식 중독증에 빠졌다고 해도 낙담하지는 말자. 음식 중독증에서 벗어나기 위한 첫 단계는 자신에게 문제가 있음을 아는 것이다. 두 번째 단계가 음식 절제다. 다음에 간단한 테스트가 있다. 이 질문 중 8개 이상의 항목에서 '예'라는 답변이 나오면 음식 중독자라고 할 수 있다.

나는 음식 중독자인가, 아닌가

1. 음식이 문제가 된다는 생각을 해본 적이 있는가?
2. 단 음식을 줄이거나 조절해본 적이 있는가?
3. 과거보다 단 음식을 더 많이 먹는가?
4. 화가 나고 초조해지거나 피곤할 때 단 음식이나 밀가루 음식을 더 먹고 싶다고 느낀 적이 있는가?
5. 특정한 음식에 집착하거나 그것을 생각하고 있는가?
6. 음식물 포장지를 숨기는가?
7. 음식이 생활에 방해가 된 적이 있는가?
8. 음식에 대한 추억이나 비밀이 있는가?
9. 수년간 지속적으로 몸무게가 늘거나 준 적이 있는가?
10. 단 음식이나 탄수화물 섭취량을 거짓으로 말한 적이 있는가?
11. 단 음식이나 밀가루 음식을 폭식한 적이 있는가?
12. 단 음식과 탄수화물 가공식품을 단호하게 거부하는 것이 불가능한가?
13. 음식을 계획보다 더 많이 더 자주 먹는가?
14. 나중에 먹기 위해 음식을 숨겨둔 적이 있는가?
15. 자신이 나중에 먹으려고 남겨둔 음식을 다른 사람이 먹었을 때 화가 난 적이 있는가?
16. 음식량을 조절하지 못해 이따금 걱정되는가?
17. 어떤 음식은 충분히 씹지 않고 빠르게 삼키는가?
18. 음식물 섭취를 자제하지 못해 이를 피하려고 금식한 적이 있는가?
19. 과식을 만회하기 위해 운동을 무리하게 하는가?
20. 뭔가 달콤한 것을 먹으려고 원래의 패턴에서 벗어난 적이 있는가?

중독성 식품을 피한다

음식 중독을 이겨낼 수 있는 강력한 수단이 있다. 바로 먹지 않는 것이다. 음식 알레르기가 있는 사람은 특정한 음식을 먹으면 일종의 부작용을 겪는다. 음식 중독자 역시 특정한 음식에 반응을 보이지만 안타깝게도 그런 음식이 주는 반응은 식욕 자극이다. 감자칩, 감자튀김, 아이스크림, 쿠키, 빵, 패스트푸드는 모두 중독성 식품이다. 사람들은 여러 가지 중독성 식품에 집착한다. 이는 두뇌의 독특한 화학물질과 유전자 구성 때문이다. 중독성 식품은 보통 당분과 지방, 밀가루 함량이 높다. 닭 가슴살, 브로콜리, 아스파라거스 등은 중독성 식품에 속하지 않는다. 중독성 식품은 쾌락을 증진시키고 성행위와 같은 탐닉적인 행위에 관여하는 뇌의 회로를 자극한다. 실제로 많은 학자들이 중독성 식품은 끊기 어렵다고 믿는다. 그런 음식을 조절하기가 쉽지 않아 되풀이해서 중독에 빠지기 때문이다.

중독성 식품을 조절할 수 있는 유일한 방법은 그런 음식을 식단에서 완전히 제외시키는 것이다. 중독성 식품은 결코 끊을 수 없다. 조금만 먹겠다는 생각으로는 되지 않는다. 다이어트에 성공한 사람 중 75%가 12~18개월 사이에 원래 몸으로 되돌아오는 것이 바로 이 때문이다. 목표 체중을 달성하면 사람들은 대부분 중독성 식품을 조절할 수 있다고 생각한다. 하지만 중독성 식품을 이길 수는 없다. 뇌를 재훈련시키지 않는 한 이를 조절할 수는 없다(6장에서 자세히 알게 될 것이다). 날씬한 몸매를 얻고 유지하기 위한 비결은 식욕을 완벽하게 조절하는 것이다. 식욕을 조절하면 살찔 일은 결코 없다.

부득이하게 파티나 명절이 다가와 자신의 의지력을 시험한다면 출발 전에 미리 전략을 세워 실천해야 한다. 음식과 음료를 어떻게 얼마나 먹을 것인지 마음속으로 되새겨본다. 또 배고픈 상태로 모임이나 회식 자리에 가서는 안 된다. 다른 사람이 음식을 끈질기게 권한다면 건강이 좋지 않아 식이요법을 처방받았다고 핑계를 대라. 그리고 중독성 식품을 피하고 건강에 좋은 음식을 골라 먹는다. 한 번에 한 가지만 먹어야 하며 접시를 채워서도 안 된다. 중독성 식품이 당기기 시작하면 다이어트 중이라고 고백한다. 자신의 입으로 한 말이므로 지킬 가능성이 더 높아진다.

감성적 음식 섭취는 금물!
라이프 플랜 실천에 '휴일'은 없다

여러 다이어트 프로그램을 보면 올바른 식사를 하지 않아도 되는 자유일이 있다. 그런데 이날은 전혀 자유스러운 시간이 아니다. 장담하건대 반드시 대가를 치르게 된다. 미국 정부가 체중 감량 프로그램을 모두 조사한 적이 있다. 그 결과 다이어트에 참여한 사람 중 66%가 1년 내에 다시 살이 쪘으며 97%는 5년이 안 되어 원래 체중으로 되돌아왔다. 이는 사람들이 중독성 식품에 얼마나 취약한지를 잘 설명해준다. 자유일에는 지극한 주의가 요구된다. 중독성 식품을 피할 수 없다면 자유일을 없애는 것이 좋다. 세상에 완벽한 사람은 없다. 그러므로 자신이 하루도 예외 없이 올바른 식생활을 지키기를 기대할 수는 없다. 단, 먹지 말아야 할 것을 먹었다면 다음 식사는 바로 제자리로 돌려놓아야 한다. 그리고 자유일을 갖는 대신 일주일에 최대 한 끼만 자유롭게 식사하기를 권한다.

살을 뺀 상태를 지속적으로 유지하는 비결은 다이어트가 아니라 생활 속에서 건강한 식생활을 실천하는 것이다. 스트레스, 부정적인 생각, 라이프스타일의 변화 등 다이어트 성공에 방해가 되는 함정에 빠지지 않으려면 매일, 매주, 매달, 매년 끊임없이 음식과 운동 프로그램을 점검해야 한다.

날씬한 상태를 계속해서 유지하는 비결 중 하나는 감정적인 음식 섭취를 피하는 것이다. 감정적인 음식 섭취는 사실은 배고프지 않은데 배고픔을 느껴 무언가를 먹는 것이다. 이에 대한 원인은 매우 복합적이다. 그중 가장 일반적인 원인은 다음 네 가지다.

- ☐ 권태
- ☐ 스트레스
- ☐ 외로움
- ☐ 어린 시절 트라우마에서 비롯된 불안

감정적인 음식 섭취는 식사 중이나 식사 후에, 누군가를 만날 때, 또는 한밤중 등 어느 때나 일어날 수 있다. 감정적인 음식 섭취를 하지 않기 위한 첫 번째 단계는 식사를 의식적인 행위로 만드는 것이다. 식사를 늘 계획적이고 조직적으로 해야 한다. 이를 위해 음식 일기를 쓰는 것이 큰 도움이 된다. 두 번째 단계는 어느 지점에서 신체적인 배고픔이 끝나고 어느 지점에서 감정적인 음식 섭취가 시작되는지 구분하는 것이다. 일단 이 지점을 알면 자신의 삶을 분명하고 객관적으로 바라보고 감정적인 음식 섭취를 영원히 하지 않기 위해 필요한 변화를 시작할 수 있다. 감정적 음식 섭취의 근본 원인을 알기 위해서는 꽤나 큰 용기가 필요하지만 그 결과는 우리가 음식을 대하는 방식에 지속적인 변화를 준다.

야식은 병의 시작, 야식을 삼간다

저녁 식사 후 먹는 것을 조절하지 못하거나 한밤중에 일어나 음식을 먹는다면 야식 증후군(NES)을 의심해봐야 한다. 야식 증후군은 비만, 만성피로와 관련 있다. 야식 증후군은 스트레스에 대한 과잉 반응으로 생기는데 야식 증후군에 걸린 사람은 그렇지 않은 사람보다 스트레스 호르몬인 코르티솔이 저녁이나 한밤중에 훨씬 더 많이 분비된다. 그들은 주로 한밤중에 일어나 음식을 먹는다. 먹는 음식은 대개 당질 지수가 높은 탄수화물인데, 학자들의 견해로는 그 이유가 뇌의 세로토닌 수치를 높임으로써 망가진 수면 사이클을 복구하려는 무의식적인 시도 때문이라고 한다.

야식 증후군에 대처하는 비결은 코르티솔 수치를 낮추는 것이다. 그러려면 일상생활에서 오는 스트레스를 없애거나 가능한 한 많이 줄여야 한다. 스트레스를 줄이는 데 가장 효과적인 방법 중 하나는 인지 행동 요법이다. 인지 행동 요법은 우선 스트레스의 원인을 알아내고, 우선순위를 다시 정하며, 스트레스에 대한 반응을 변화시키고, 마지막으로 스트레스를 제거하거나 줄일 수 있는 방법을 알아내는 것이다.

야식 증후군으로 고통받고 있다면 인지 행동 요법에 정통한 정신과 전문의와 상담해 스트레스와 높은 코르티솔 수치에 대처할 수 있는 방법을 찾아보라. 그러면 분명 생활을 개선시키고 식욕 조절에도 도움을 받을 수 있을 것이다.

천연 호르몬 수치를 회복한다

모든 건강 프로그램의 목표 중 하나는 성장호르몬 등의 호르몬 생산을 늘릴 수 있도록 라이프스타일을 개선하는 것이다. 성장호르몬은 인슐린양 성장인자(IGF-1)로 측정된다. 용어에서 알 수 있듯이 인슐린양 성장인자는 인슐린과 구조적인 관련이 있다. 이 두 호르몬은 세포 속 수용체 부위를 공유한다. 따라서 한 가지 호르몬만 효력을 발휘하도록 주도권을 놓고 경쟁한다. 인슐린 수치를 가능한 한 많이 낮추는 데 중점을 두는 영양 프로그램은 자연적으로 인슐린양 성장인자의 생산을 늘려 줄 것이다.

건강과 성 기능, 삶의 질을 개선시키려면 성장호르몬과 인슐린양 성장인자 모두를 최적화시켜야 하기 때문에 이 책에서는 혈당치를 낮춰 인슐린을 효율적으로 관리하는 데 중점을 둔다. 이는 성장호르몬과 인슐린양 성장인자를 건강한 수치로 이끄는 데 도움을 줄 것이다.

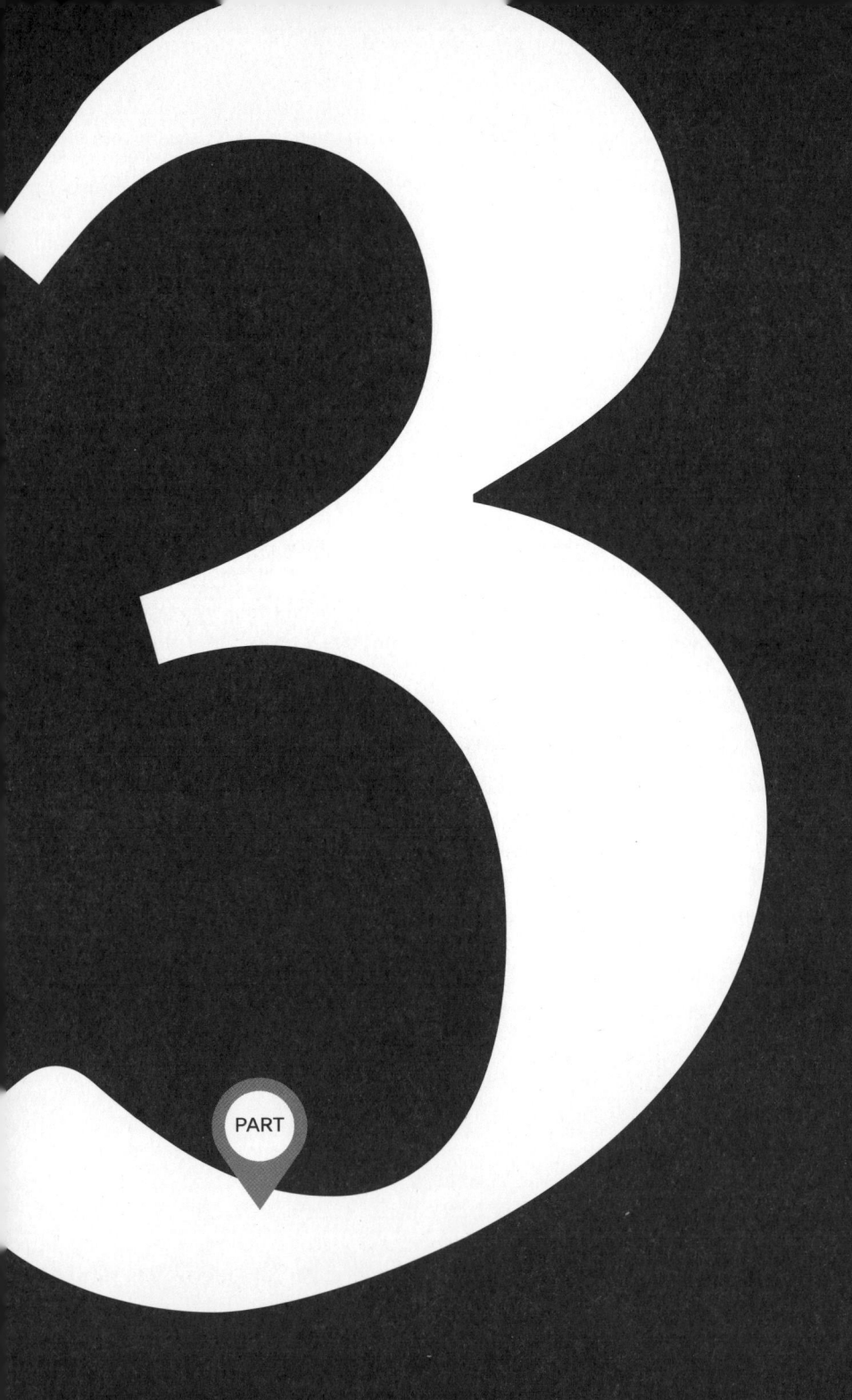

닥터 라이프의
식사법을 실천하라

흔들리지 않는 남자
라이프 플랜을 위한 식습관 규칙

올바른 식생활을 위한
세 가지 규칙은 다음과 같다

1 식사 빈도
2 적절한 영양소 비율
3 1일 식사 계획 짜기

Rule 1

"하루 세 끼 먹는 습관을 버리고 저칼로리 음식을 조금씩 자주 먹는다"

  체지방을 줄이는 유일한 방법은 식사량을 줄이거나 운동으로 칼로리를 태워 몸을 칼로리 부족 상태로 만드는 것이다. 운동은 몸을 칼로리 부족 상태로 만드는 최고의 방법이다. 운동은 기아 반응(몸에서 배고픔을 느끼면 음식이 들어왔을 때 지방으로 저장하려는 성질)을 일으키지 않으며 신진대사율을 높이고 지방 연소 효소와 호르몬 분비를 늘려준다. 또한 에너지원으로 근육 조직이 아닌 체지방을 이용하고, 인슐린에 대한 세포의 민감도를 높여 탄수화물도 에너지원으로 이용할 수 있고 탄수화물이 체지방이 아닌 글리코겐으로 저장되도록 해준다.

  의학계에서는 체지방을 줄이고, 근육을 만들며, 심장병 같은 심각한 병에 걸릴 위험성을 낮추고, 젊음을 유지하기 위해서는 하루에 5~6끼를 균형 있는 식품으로 섭취해야 한다고 생각한다. 어떤 음식이든 과식하면 신체는 이를 나중에 쓰기 위해 체지방으로 저장한다. 끼니때마다 과다한 칼로리를 섭취하면 몸은 이렇게 저장된 연료를 사용할 길이 없어 체지방이 몸속에 계속 축적된다.

하루 세 끼를 먹는 전통적인 방식보다 저칼로리 음식(매끼마다 200~400칼로리 정도)을 몇 시간 간격으로 먹는 것이 더 낫다. 이렇게 자주 먹으면 신체는 섭취한 음식물을 처리하고 칼로리가 지방세포 안에 지방으로 쌓이기 전 이를 먼저 에너지로 만들어 사용한다. 또한 식욕이 줄어들어 본능적으로 칼로리가 낮은 음식을 먹게 된다. 더욱 좋은 점은 무슨 일을 하든 필요한 에너지를 하루 종일 얻을 수 있고, 이전과는 비교할 수 없을 정도로 체지방이 빠진다는 사실이다.

이렇게 식사하면 콜레스테롤 수치 역시 낮아진다. 최근 〈브리티시 의학 저널〉에 하루 여섯 끼 이상 식사를 하는 사람은 그렇지 않은 사람에 비해 콜레스테롤 수치가 대략 5% 정도 낮아진다는 기사가 실렸다. 학자들에 따르면 식사 시간 사이를 길게 두고 많이 먹는 사람은 인슐린 수치가 최대에 이른다고 한다. 인슐린 수치가 최대에 이르면 지방과 콜레스테롤 대사가 변해 혈액 내의 콜레스테롤 수치가 높아진다. 소식을 자주 하면 인슐린 분비가 조절되어 최대치에 도달하는 것을 막는다. 그 결과 콜레스테롤 수치가 낮아진다. 콜레스테롤 수치가 5% 감소하는 것이 대단치 않게 생각되겠지만 이는 건강에 큰 영향을 준다. 관상동맥 질환에 걸릴 위험성을 10%나 낮춰주기 때문이다.

사실 자주 먹는데도 살이 빠진다는 말은 기존의 상식에 위배된다. 하지만 이는 사실이다. 일단 매 3~4시간마다 먹기 시작하면 몸은 연료를 태우는 기계가 된다. 몸은 대사 과정을 최고 속도로 높이기 위해 양분을 빨아들인다. 300칼로리의 음식을 먹으면 몸은 말 그대로 달아올라 에너지 수치를 높인다. 중요한 점은 필요 이상으로 에너지를 섭취해서는 안 된다는 것이다.

이렇게 소식을 자주 하면 열량을 제한하는 다이어트의 부작용을 피할 수 있다. 극단적으로 열량을 제한하면 몸은 기아 상태에 돌입한다. 몸이 기아 상태에 빠지면 우선 기초대사율이 떨어진다. 안정시대사율(의자에 앉아 있는 상태인 안정 시의 대사율)은 40~50%나 낮아질 수 있다. 다음으로 몸이 저장된 지방을 유지하기 위해 근육 조직을 대사시켜 이를 글루코오스로 만든다. 힘겹게 얻은 근육이 사라지고 마는 것이다. 이뿐 아니라 지방 저장 효소의 활동이 증가하고 지방 연소 효소가 줄어들어 몸은 매우 효율적인 지방 저장고가 되고, 식욕과 식탐은 날개를 달기 시작한다. 이런 유혹을 이겨낼 의지력이 없다면 머지않아 몸은 피로와 무기력에 빠지고, 의욕을 상실해 모든 다이어트와 운동 프로그램이 엉망이 되고 만다. 따라서 열량을 과도하게 제한하면 절제력을 잃어 곧 예전의 식습관으로 돌아가거나 심지어 폭식을 하게 된다는 사실을 잊어서는 안 된다. 이런 현상을 막기 위해 반드시 하루 칼로리 섭취량 1200~1500칼로리는 지켜야 한다. 이렇게만 해도 일주일에 체중을 0.5~1kg 정도 줄일 수 있다. 체중을 서서히 줄일수록 지방을 줄이고 근육을 유지하기가 쉽다. 과거의 몸으로 돌아갈 가능성이 적어지는 것이다.

✚ 끼니를 거르지 마라

내가 만났던 고도비만인 사람들은 한결같이 아침을 먹지 않는다고 했다. 하지만 아침 식사를 거르면 장기간 몸매를 유지하고 근육을 키우는 데 실패한다. 끼니를 거를 때마다 혈당치가 낮아져 허기를 느끼는데, 이것이 결국 과식으로 이어져 최악의 경우 몸에 좋지 않은 음식에 손을 대게 만든다. 높은 칼로리 대비 영양분이 적은 음식은 반드시 피해야 한다. 이를 위해 미리 계획을 세워 규칙적인 식사를 하는 것이 좋다. 바로 이것이 라이프 플랜 식습관 규칙에서 가장 중요한 부분이다.

Rule 2

"각 영양소를 꼼꼼히 따져 먹는다"

하루 5~6끼 먹는 식사가 모두 균형을 유지하도록 간단한 규칙을 세울 필요가 있다. 매끼 음식의 칼로리를 지방 1/2~1단위, 단백질 2단위, 건강식 탄수화물 3단위로 구성하는 것이다. 가령 기본 건강 식단에 따라 하루에 1800칼로리를 섭취하면 총 다섯 끼 식사의 매끼 칼로리는 360칼로리가 된다.

지방	150~300 kcal /일	또는 30~60 kcal /끼니
단백질	600 kcal /일	또는 120 kcal /끼니
탄수화물	900 kcal /일	또는 180 kcal /끼니

단백질과 탄수화물은 1g당 4칼로리이고 지방은 9칼로리다. 그러므로 끼니당 칼로리 수를 4나 9로 나눠서 먹어야 하는 각 성분의 그램 수를 정할 수 있다. 가령 한 끼에 섭취할 지방이 60칼로리라면 60kcal/9=6.6g, 따라서 끼니당 6.6g을 챙겨 먹으면 되는 것이다.

단백질을 섭취해야 근육이 생긴다

　단백질과 아미노산은 근육의 기초 성분으로 성장과 조직 회복에 중요한 기능을 한다. 적당한 단백질은 호르몬을 최적화시키고 체지방을 줄여 몸매를 날씬하게 만들어준다. 닭, 칠면조, 저지방 치즈, 살코기, 생선, 콩 제품, 달걀흰자 같은 고품질 단백질에는 가장 많은 아미노산이 함유되어 있다. 채식주의자들은 필요한 근육을 만들기 위해 반드시 콩과 두부 같은 고단백 음식을 많이 먹어야 한다.

　지방과 콜레스테롤을 먹지 않으면서 충분한 양의 고품질 단백질을 먹을 수 있는 효과적이고 편리한 방법이 있다. 바로 단백질 영양 성분이 들어 있는 보충제(단백질 파우더, 식사 대용 드링크제, 스포츠바 등)를 섭취하는 것이다. 보충제는 특히 운동하는 사람에게 중요하다. 단백질을 충분히 섭취하지 못하면 운동을 격렬히 할 때 생기는 필수아미노산 결핍에 빠질 수 있기 때문이다. 이 외에도 고품질 단백질과 필수아미노산은 운동에 대한 면역 반응과 호르몬 반응에 긍정적인 영향을 주고, 격렬한 운동을 할 수 있는 능력을 높여준다.

　오랫동안 학자들은 종류가 다른 단백질이라도 몸속에서는 같은 작용을 할 거라고 생각해왔다. 그런데 1999년 〈미국 임상영양학 저널〉에 실린, 과체중과 근육 결핍 상태에서 누워 생활하는 환자(51~69세)에 대한 한 연구가 이에 대한 의구심을 제기

했다. 이 연구는 피험자를 두 그룹으로 나눠 한 그룹은 쇠고기, 닭고기, 돼지고기, 생선 같은 고기류를, 다른 한 그룹은 우유, 달걀, 채소만 먹도록 했다. 두 그룹 사람들 모두 저항력 운동 프로그램에 참여했으며, 12주 후 근력과 신체 변화의 정도를 알아보기 위해 광범위한 테스트를 받았다. 근력은 두 그룹 모두 큰 폭으로 향상되었다. 그런데 신체 구성의 변화에서 큰 차이를 보였다. 고기를 섭취한 그룹은 지방 외 조직 안의 근육이 커지고 체지방도 빠진 반면, 채식주의자 그룹은 지방의 비율이 늘고 근육 크기가 줄어들었다.

심장을 위해 식이요법을 하는 경우를 제외하고, 근육을 키우고 체지방을 줄이기 위해서는 살코기와 콩 단백질을 먹을 필요가 있다. 고기 섭취가 안드로겐 호르몬 상태, 단백질 대사와 관련 있기 때문이다. 테스토스테론은 단백질 합성, 특히 근육 단백질 합성을 조절하고 자극하는 데 중요한 역할을 한다. 대부분의 보디빌더들은 체중 1kg당 1.3~2.2g의 단백질을 섭취해야 한다고 권한다. 물론 단백질을 이보다 약간 더 섭취한다고 해서 건강에 문제가 되지는 않는다. 그러나 단백질을 과도하게 섭취하면 탈수증이 일어나고 칼슘이 손실되며 신장에 무리가 갈 수 있다. 이런 부작용 말고도 여분의 단백질은 몸 밖으로 그냥 배출되거나 지방으로 저장되는 경우가 많아서 더 날씬해지거나 더 강해지려고 노력하는 사람에게 아무런 도움도 되지 않는다.

이렇게 평생 단백질의 그램 수를 세면서 살아야 한다면 좀 짜증이 날 것이다. 다행히 간단하고도 명쾌한 해결책이 있다. 무조건 체중 1kg당 매끼 2.2g의 단백질을 섭취하면 된다.

적당한 단백질 섭취, 이렇게 확인하라

단백질 섭취에 대해 몸이 보내는 신호는 다음과 같다.

- ☐ 식사 후 1~2시간이 지나 늘 배가 고프다면 건강에 좋은 지방이나 단백질 섭취량이 부족한 것이다.
- ☐ 식사 후 3~4시간이 지나 배가 고프다면 단백질 섭취량이 적당하다.
- ☐ 식사 후 5~7시간이 지나도 배가 고프지 않다면 단백질 섭취량이 과한 것이다.

질 좋은 단백질 식품 고르기

유기농이란 화학물질을 사용하지 않고 식물이나 동물을 키우는 것을 말한다. 방목 가축에서 얻은 고기에는 곡물을 먹여 단기간에 살찌운 가축에 비해 좋은 지방이 더 많이 들어 있다. 풀에는 항염증 효과가 있는 오메가-3 지방산이 들어 있는 반면 곡물에는 염증을 일으키는 오메가-6 지방산이 더 들어 있다. 유기농이 아닌 고기에는 소량의 항생제와 성장호르몬이 들어 있다. 가능하면 환경호르몬이 없는 고기나 유제품을 먹도록 권한다.

건강에 좋은 지방은 몸에 만족감을 준다, 좋은 지방을 꼭 확인하고 먹어라

건강에 좋은 지방을 먹으면 몸이 만족감을 느끼고 호르몬이 생성되며 세포벽이 견고해지고 장기가 보호를 받으며 영양분이 온몸으로 전달된다. 그래서 지방을 먹는 것 자체가 문제가 되지는 않는다. 문제는 나쁜 지방을 먹는 것이다. 수많은 지방을 하나하나 평가하는 것은 복잡한 일이지만 궁극적인 하한선은 존재한다. 건강에 좋은 지방은 생선, 견과류, 씨앗, 올리브, 동물성 단백질 같은 자연 식품에서 찾을 수 있다.

나쁜 지방 섭취는 조기 노화를 불러온다. 그러므로 건강에 좋은 지방과 나쁜 지방의 기본적인 차이점을 알아야 현명한 결정을 내릴 수 있다.

포화 지방은 나쁜 지방이다!

포화 지방은 실온에서 고체 상태이다. 고기에 포함된 지방이나 코코넛유, 야자유, 팜유 등의 열대성 기름처럼 버터, 치즈, 크림에는 포화 지방이 많이 들어 있다. 포화 지방은 혈액 속에 나쁜 콜레스테롤(지단백질의 밀도가 낮다) 양을 증가시키는데 이는 죽상경화증, 심장병, 발기부전, 혈관 수축으로 이어질 수 있다. 포화 지방이 세포벽과 결합하면 세포막이 딱딱해지고 유연성이 떨어져 수용체 기능에 문제를 일으킨다. 이런 이유로 포화 지방이 인슐린 저항성과 제2형 당뇨병의 발병 원인이 된다고 하는 것이다. 또한 동물성 지방을 많이 먹으면 대장암에 걸릴 가능성이 높아진다.

7개국이 참여해 25년에 걸쳐 연구한 결과를 보면 이런 형태의 지방이 관상동맥 심장 질환의 중요 원인이라는 것을 알 수 있다. 포화지방산이 운동 능력을 떨어뜨린다는 사실도 최근 밝혀졌는데, 인슐린 수치를 높이고 탄수화물을 갈구하게 하며 몸무게를 늘리고 근육 성장을 막고 피로감을 유발시키고 지구력을 떨어뜨린다. 이런 부작용은 포화 지방을 건강한 지방, 즉 단일 불포화 지방으로 대치하면 모두 피할 수 있다. 단일 불포화 지방은 심각한 질병을 예방해줄 뿐만 아니라 운동 능력도 개선시킨다.

트랜스 지방산 또는 수소화 지방은 나쁜 지방이다!

수소화 지방은 액체 형태의 기름을 실온에서 장기간 보관할 목적으로 인공적으로 수소를 채워 넣어 고형 지방으로 만든 것이다. 마가린과 식물성 쇼트닝이 이런 형태의 지방이다. 건강한 기름을 가공해 결국 나쁜 기름으로 만든 것이다.

수소화 지방 또는 부분 수소화 지방은 포화지방산이 될 뿐 아니라 트랜스 지방산도 함유하게 된다. 트랜스 지방산은 몸에서 생성되지 않고 자연계에도 드물게 존재한다. 튀긴 음식과 열을 가해 추출한 상업용 기름에는 모두 트랜스 지방산이 들어 있다. 이것은 나쁜 콜레스테롤의 혈청 수치를 높이고 좋은 콜레스테롤의 수치를 낮추며 관상동맥성 심 질환을 일으킬 가능성이 매우 높다. 또 심장 세포의 대사 과정에 악영향을 준다고 알려져 있다. 더군다나 조직 구성 성분이 아님에도 세포벽과 결합하는데, 이렇게 되면 세포벽의 기능이 방해를 받아 세포는 신축성을 잃고 생화학적 경로가 막히게 된다.

경화 지방은 땅콩버터, 마요네즈, 구운 음식, 마가린, 초콜릿 등 상업적으로 가공하는 식품에 광범위하게 사용한다. 지방 섭취량, 특히 해로운 지방 섭취량을 줄이려면 이런 음식을 피해야 한다.

단일 불포화지방산은 좋은 지방이다!

단일 불포화지방산은 실온에서는 액체 상태지만 냉장고에 넣으면 고체로 변한다. 단일 불포화지방산에는 인간을 비롯하여 모든 포유동물이 합성할 수 있는 지방산인 올레인산이 많이 함유되어 있다. 올리브유, 땅콩기름, 아보카드유, 카놀라유 등이 단일 불포화지방산이다. 단일 불포화지방산은 건강에 좋은 음식으로 생각해도 좋다. 남부 유럽의 몇몇 국가에서는 이런 기름(특히 올리브유)을 많이 사용하는데 이로 인해 평균 수명이 늘어나고 관상동맥성 심 질환 발병률이 낮아진다고 알려져 있다. 올리브유의 72%가 불포화지방산이며, 카놀라유(실제로는 평지씨에서 추출한다)는 65%, 땅콩기름은 48%가 불포화지방산이다. 카놀라유와 땅콩기름에는 재배 방식 때문에 화학적 잔존물이 섞여 있을 가능성이 있다. 아보카드유는 너무 비싼 기름이다. 최선의 선택은 올리브유(냉압착 비정제유인 엑스트라 버진)와 아보카드유다.

다중 불포화지방산은 나쁜 지방이다!

홍화기름, 해바라기유, 콩기름, 참기름, 옥수수기름이 다중 불포화지방산이다. 이런 기름은 콜레스테롤이 없고 포화지방산이 적지만 여전히 문제가 있다. 유해 산소의 원료인 산화 물질을 만들어냄으로써 DNA를 파괴하고 세포막에 변형을 주며 암을 유발한다. 다른 종류의 지방이 분해될 때보다 다중 불포화지방산이 분해될 때 산화물이 더 많이 생성된다. 불포화지방산이 다중의 이중 결합으로 되어 있기 때문이다. 다중 불포화지방산이 많을수록 이중 구조도 더 많아지고 유해 산소가 만들어질 가능성도 더 높아진다. 홍화기름은 불포화 정도가 가장 큰 식물성 기름으로 면역력 저하에 적지 않게 관여한다.

필수지방산은 좋은 지방으로 음식으로만 섭취할 수 있다!

오메가-3와 오메가-6 지방산은 몸이 합성해내지 못하는 필수지방산이므로 음식을 통해 섭취할 수밖에 없다. 이것이 많은 사람, 특히 저지방 식이를 하는 사람들이 필수지방산 결핍으로 고생하는 이유이기도 하다. 필수지방산이 부족하면 죽상경화증(동맥이 막힌다), 뇌졸중, 관상동맥성 심장 질환, 급사를 유발하는 심장 이상 박동, 류머티스성 관절염, 퇴행성 관절염, 주름이 생기거나 윤택을 잃는 피부 트러블, 퇴행성 뇌 질환 등의 심각한 질병을 일으켜 신체적·정신적 건강을 해친다.

오메가-3 지방산에는 크게 EPA, DHA, ALA 세 가지가 있다.

EPA와 DHA는 생선에서 섭취할 수 있고, ALA는 식물성 기름을 통해 섭취할 수 있다. 이런 필수지방산은 에이코사노이드라는 호르몬을 만드는 데 필요하다. 에이코사노이드는 혈액 응고, 혈압, 혈관 확장, 심장 박동, 근육과 뼈 생성, 면역 반응 등의 생리 기능을 조절하는 데 필수적인 여러 생화학적 기능을 매개하는 물질이다.

➕ 마가린? 버터?

올리브유는 마가린이나 버터보다 좋은 기름이다. 그런데 버터와 마가린 중 한 가지를 골라야 한다면 버터를 추천한다. 마가린은 트랜스지방산이 30% 이상 함유된 반면 버터는 비록 포화지방산이기는 해도 천연 식품에 가깝다. 하지만 버터나 마가린 대신 올리브유를 선택하는 것이 해로운 포화지방산과 면역력 억제를 유발하는 해로운 트랜스지방을 피할 수 있는 최선의 방법이다.

학자들은 EPA와 DHA가 건강을 향상시켜 질병을 예방해주는 오메가-3 지방산이라고 믿고 있다. 아마씨에 함유된 ALA는 EPA와 DHA의 간접적인 원료다. 하지만 사람은 ALA의 15%만 EPA와 DHA로 전환시킬 수 있으므로 아마씨 섭취로는 EPA와 DHA를 충분히 얻을 수 없다. 과거에는 좋은 지방을 충분히 섭취할 수 있었다. 음식에 오메가-3 지방산과 오메가-6 지방산이 적당한 비율로 들어 있었기 때문이다. 그런데 불행히도 오늘날 우리가 먹는 음식에는 오메가-3 지방산이 충분히 들어 있지 않다. 저장 기간을 늘리려고 식품 회사에서 의도적으로 이를 파괴했기 때문이다. 요즘 생산되는 쇠고기나 닭고기에는 오메가-3 지방산이 많이 함유된 목초나 곡식 대신 가공 곡물을 먹여 키우기 때문에 오메가-3 지방산이 훨씬 적게 들어 있다. 그 결과 우리는 오메가-3 지방산을 위 세대에 비해 1/6밖에 섭취하지 못하며, 반면 오메가-6 지방산의 섭취량은 크게 늘어 오메가-3 지방산에 비해 섭취량이 20배나 많다. 오메가-3 지방산과 오메가-6 지방산의 섭취 비율이 이렇게 극단적으로 불균형을 이루면 세포 성장과 혈액 응고, 면역 기능을 관장하는 프로스타글란딘 합성과 같은 필수지방산의 중요한 여러 기능이 큰 지장을 받는다. 또 이런 불균형으로 인해 심장병, 비만, 당뇨병, 암이 발생할 수 있다.

라이프 플랜 프로그램에서는 오메가-6와 오메가-3 지방산을 4:1 비율로 섭취하는 것을 목표로 한다. 이를 실천하기 위한 가장 좋은 방법은 오메가-6 지방산이 다량 함유된 옥수수유, 홍화씨유 같은 식물성 기름에 튀긴 음식을 먹지 않고, 오메가-3 지방산이 많이 함유된 정어리, 청어, 새우, 넙치, 연어, 고등어, 황새치 등의 생선과 녹색 채소를 많이 먹는 것이다.

> **좋은 지방이 들어 있는 단백질 식품을 선택하라**
>
> 아마씨를 먹여 키운 닭이 낳은 알이 오메가-3 지방산 함유 달걀이다. 이 달걀은 곡물이나 옥수수를 먹여 키운 닭이 낳은 알보다 포화지방산이 적고 오메가-3 지방산과 필수지방산이 더 많다.

좋은 탄수화물은 활력을 주고
나쁜 탄수화물은 병을 준다

　많은 사람들이 지방은 몸에 나쁘고 탄수화물은 어떤 종류든 섭취 방법만 바르다면 몸에 좋다고 믿어왔다. 그런데 탄수화물에도 좋은 것과 나쁜 것이 있다. 야채와 대부분의 과일은 소화 속도가 느리고 소량만 혈관 안으로 흡수되어 혈당치를 서서히 높이기 때문에 건강한 탄수화물에 속한다. 반면 가공 탄수화물은 소화력과 흡수율을 높이기 위해 곡물에서 천연 섬유질과 영양분을 제거해 만들기 때문에 당질 지수(식품이 혈당을 높이는 속도)가 매우 높아 혈당과 인슐린 수치가 하늘 높이 올랐다가 급락하게 된다. 혈당이 떨어지면 허기를 느껴 주체할 수 없이 음식을 탐하게 된다. 고탄수화물·저지방 식사를 하는 거의 모든 사람에게 이런 악순환이 되풀이된다.

식품의 당질 지수를 알고 먹어라

당질 지수는 특정한 식품이 얼마나 빨리 혈당을 높이는가를 결정한다. 포도당은 엿당에 이어 혈관으로 흡수되는 속도가 두 번째로 빠른 물질이므로 당질 지수를 알아내는 기본 지표가 된다. 포도당의 지수 100을 기준으로 혈관으로 흡수되는 속도에 따라 탄수화물 지수가 정해지는데 흡수 속도가 느릴수록 그 지수가 낮다. 당질 지수는 혈당을 조절해 당뇨병을 치료하기 위한 방법으로 오랫동안 사용해왔다. 최근에는 살을 빼고 식욕을 억제하는 데 이용하기도 한다. 혈당과 인슐린 수치가 낮으면 지방으로 전환되는 당분의 양이 적어지고 식탐이 줄어들거나 전혀 생기지 않기 때문이다.

고당질 지수(60 이상) 식품으로는 아이스크림, 흰 빵, 밀가루 음식, 감자, 바나나, 건포도, 감자칩, 주류, 백미, 파스타 등이 있다. 저당질 지수(45 이하) 식품으로는 과일, 채소, 통곡물, 통밀가루 음식, 무가당 땅콩버터, 무가당 섬유질 시리얼, 현미, 무가당 유제품, 곡물, 구운 콩과 누에콩을 제외한 콩류, 햇감자, 견과류 등이 있다.

당질 지수가 높은 탄수화물에 집착하는 식습관 때문에 비만, 제2형 당뇨병이 생긴다는 증거는 엄청나게 많다. 따라서 저당질 지수의 탄수화물을 먹어야 한다. 고당질 지수의 탄수화물은 격렬한 운동 직후에만 먹도록 한다. 이렇게 하면 근육을 키워주는 영양분을 근육 조직으로 빠르게 흡수시켜 근육의 크기와 힘을 늘릴 수 있다.

탄수화물과 음식물 중독

불행히도 오늘날은 탄수화물이 식생활의 많은 부분을 차지한다. 미국인의 75%가 탄수화물에 열광하며, 이것이 체내에 과도한 인슐린을 만든다. 이 때문에 혈당이 급격히 오르내리고 인슐린 수치가 기준보다 높다. 이것이 반복되면 당과 가공 탄수화물에 대한 의존도가 높아져 급기야는 비만이 되고 이로 인해 심각한 질병에 이르게 된다.

현실이 이런데도 단것과 가공 탄수화물에 대한 우리의 사랑은 날로 커지고 있다. 사람들은 매일 평균 당분을 20스푼씩 섭취한다. 하루 320칼로리, 연간 11만 7000칼로리를 소비하는 셈이며, 몸은 이것을 15kg의 지방으로 전환시킨다. 물론 여기에는 과일이나 채소, 우유에 들어 있는 천연 당분은 포함되지 않고 백설탕, 원당, 황설탕, 자당, 콘 시럽, 액상 과당, 당밀, 꿀, 사탕수수 시럽, 과일 시럽 등이 포함된다. 이름이야 어찌 됐든 이것들은 모두 백설탕과 마찬가지로 다른 영양소는 전혀 없이 1g당 4칼로리의 열량을 함유한다.

위스콘신 대학교에서 최근 발표한 연구에서는 지방 단독으로, 혹은 설탕이나 소금과 같이 섭취한 지방이, 뇌에 강력한 신경화학적 효과를 일으켜 쾌락 중추를 활성화시키고 중독을 일으키는 헤로인이나 모르핀 등의 약물과 유사한 화학물질을 방출시킨다는 사실을 밝혀냈다. 정신의학과 신경과학 교수이자 저명한 저술가인 앤 켈리 박사는 중독의 주범은 지방, 특히 설탕이나 소금과 함께 섭취한 지방이라고 믿는다.

탄수화물 중독에서 벗어날 수 있는 최선의 방법은 극단적인 저탄수화물 식이요법이다. 내가 제안하는 프로그램에서는 하루에 섭취하는 탄수화물의 양을 30g 이내로 제한한다. 줄어든 탄수화물은 포화지방산이 적은 고품질 단백질로 대체한다. 저탄수화물 식사는 음식에 대한 욕구를 조절해준다. 이는 혈당량과 인슐린 수치를 조절해주고 설탕과 가공 탄수화물 중독의 원인인 저혈당과 고인슐린증이 반복되는 악순환을 막아준다.

✚ 몸을 덜 해치는 가공식품 고르기

1 가공을 최소로 한 천연 성분의 포장 식품을 고른다.
2 통밀가루보다는 통곡물을 선택한다.
3 천연 땅콩버터를 고른다. 가공 땅콩버터에는 설탕과 경화유가 함유되어 있는 반면, 천연 땅콩버터에는 필수지방산이 다량 함유되어 있다.
4 무지방 유제품보다는 저지방 유제품을 선택한다.
무지방 유제품에는 맛을 내기 위한 설탕이 첨가되어 있다.
5 인스턴트식품보다 당질 지수가 낮은 현미와 천연 오트밀을 고른다.

섬유질 풍부한 먹거리가
최고의 탄수화물이다

섬유질은 매우 중요한 성분이다. 특히 근육량의 손실 없이 건강을 유지하면서 살을 빼려는 사람에게는 더욱 그렇다. 현재 섬유질의 하루 권장량은 25~50g이고 보통 35g을 섭취하는 것이 적당하다. 〈미국 심장학회〉 논문지 1999년 10월호에는 섬유질을 많이 섭취하면 비만이 줄어들고 혈압이 낮아지며 심장병과 암 유발 위험 인자를 줄일 수 있다는 연구 결과가 실렸다. 심지어 몇몇 전문가들은 섬유질이 포화 지방보다도 심장병 발병 여부에 더 크게 관여한다고 믿는다. 이런 일은 섬유질이 위장에서 거의 소화되지 않기 때문에 가능하다. 소화되지 않은 음식은 위에 오래도록 덩어리로 남아 있어 포만감을 주고 공복감을 늦춰준다. 또 음식물이 일단 장에 도달하면 이동 속도가 빨라지기 때문에 탄수화물과 콜레스테롤 수치를 높이는 지방이 혈관으로 흡수되는 양을 줄여준다. 당분이 혈관으로 흡수되는 속도가 느리므로 혈당량이 조절되고 인슐린 분비가 감소한다. 또한 섬유질이 포만감을 주기 때문에 음식을 먹는 양도 줄어든다. 음식 섭취량을 줄임으로써 생기는 박탈감을 느끼지 않게 되는 것이다.

섬유질 음식으로 가장 좋은 것은 과일, 채소, 통곡물, 콩 등이다. 무슨 수를 써서라도 가공식품은 피해야 한다. 가공식품에는 영양소를 비롯한 섬유질이 제거되어 있는 반면 인슐린 수치와 뱃살을 늘리는 칼로리는 잔뜩 들어 있다.

살이 찔수록
탄수화물에 과민해진다

'탄수화물 과민성'이란 탄수화물(특히 쿠키와 흰 빵처럼 당질 지수가 높은 탄수화물)을 섭취한 결과 혈당이 급격히 늘어나는 현상을 뜻한다. 탄수화물에 과민한 사람은 혈당이 높아지면 췌장을 자극해 인슐린 분비를 늘려서 혈당을 급히 떨어뜨리려고 한다. 혈당이 급격히 떨어지면 허기가 지고 다시 단것을 찾게 되며 다시 혈당이 높아지는 악순환이 되풀이된다. 이것이 반복되면 인슐린 저항성 증후군으로 이어지고 급기야 당뇨병, 심각한 혈관 질환, 고혈압, 조기 사망에 이르게 된다.

과체중인 사람의 75%가 탄수화물 과민성을 겪고 있는 것으로 추정된다. 더 나쁜 것은 나이가 들수록 탄수화물 과민성이 있는 사람들의 상태가 악화되는데 전문가들은 이것이 알코올이나 니코틴, 약물 중독과 유사한 중독 현상으로 발전할 수 있다고 믿는다. 전문가들은 다른 중독이 그렇듯 탄수화물 과민성도 절제해서 조절할 수 있다고 말한다.

탄수화물 과민성을 진단할 수 있는 가장 좋은 방법은 섭취한 음식물에 대한 신체적·정서적 반응을 음식 일기로 기록하는 것이다. 음식 일기는 몸이 당신에게 말하는 소리에 귀 기울일 수 있게 해주며 이를 통해 어떤 음식이 몸에 가장 큰 영향을 주는지 알 수 있다.

체중 1kg당 매일 30cc의 물을 마신다

물은 가장 중요한 영양소다. 물이 없으면 사람은 단 3일밖에 살 수 없다. 물은 신체의 모든 대사 과정에 관여한다. 그런데도 사람들은 대부분 물을 충분히 마시지 않는다. 몸에 적절한 수분이 공급되면 심장과 혈관 등 모든 신체 기능이 훨씬 좋아지고 사고력도 향상되며 힘과 지구력이 증가하고 활력을 느끼게 되며 수명도 늘어난다. 또 배부른 느낌이 들어 식사량이 줄기 때문에 날씬하고 건강한 몸을 유지할 수 있다.

베를린의 프렌츠 볼하르트 의학연구센터의 미카엘 보슈만 연구 팀은 살찌지 않은 건강한 남녀 각각 7명의 에너지 소모량을 조사했다. 이들에게 약 500cc의 물을 마시게 하자 피험자들의 대사율(칼로리가 소모되는 정도)이 30%나 증가했다. 대사율은 10분이 채 지나기도 전에 늘어나기 시작해 30~40분이 지나자 최대치에 도달했다. 또 이 연구는 대사율 증가가 남성과 여성 사이에 차이가 있음을 보여주었다. 남성의 경우 여분의 물이 지방을 좀 더 태워 대사율을 늘리는 데 쓰인 반면 여성의 경우는 탄수화물을 분해시켜 대사율을 늘리는 데 쓰였다. 연구 팀은 칼로리 연소 증가분의 40% 이상이 섭취한 물을 덥히는 데 쓰였음을 알아냈다. 이 연구 결과에 따르면 마신 물이 차가울수록 더 좋다는 것이다. 〈미국 유행병학 저널〉의 2002년판에 실린 한 논문에서는 하루 5~6잔의 물을 마시면 치명적인 심장 발작을 일으킬 위험성이 50%

나 줄어든다고 발표했다.

    그러므로 물을 충분히 마시는 것이 좋다. 물을 많이 마실수록 지방이 더 많이 연소된다. 1년 동안 하루에 마시는 물을 1.5리터로 늘린다면 1만 7400칼로리를 더 태울 수 있는데 이것을 체중으로 따지면 약 2.3kg에 해당하는 양이다.

    케네스 R. 켄지 박사는 〈혈액 희석 요법〉이란 책에서 사람들은 대부분 갈증을 느껴야 비로소 물을 마시기 때문에 탈수 현상을 겪는다고 했다. 갈증을 느낄 때쯤에는 이미 탈수 현상이 진행되어 피가 탁해지는데 이는 동맥경화, 심장 발작, 뇌졸중의 원인이 된다는 것이다. 이 정도까지는 아니더라도 물이 부족하면 온종일 피곤하다는 점만은 분명하다. 사소한 탈수증도 대사율을 3%나 떨어뜨린다. 몸의 수분이 단 2%만 떨어져도 단기 기억력에 혼선이 오고 계산 능력이 떨어지며 컴퓨터 화면이나 책에 대한 집중력이 낮아진다.

    수분 공급이 적절히 유지되어야 운동 능력 역시 충분히 발휘된다. 몸 안의 물이 1%(체중이 70kg인 사람의 경우 물 0.7리터)만 부족해도 모든 신체 기능에 이상이 오며 유산소 능력은 10%나 떨어진다. 수분 공급을 적당한 수준으로 유지하려면 매일 체중 1kg당 30cc의 물을 마셔야 한다.

    소량의 물을 자주 마시면 수분을 적당한 수준으로 유지할 수 있다. 가령 아침에 커피 한 잔을 마시기 전에 큰 컵으로 물을 한 잔 마시거나 운동 30분 전에 물을 한두 잔 마신다. 물병을 가지고 다니면서 마시는 것도 좋다. 살을 빼고 정신적·신체적 건강을 유지하고 싶다면 하루 약 3.7리터의 물에 도전해보자. 놀랄 정도로 큰 결과를 얻을 것이다. 물을 충분히 마셨다는 증거는 화장실을 드나드는 빈도다. 또 아침에 일어나 보는 첫 소변 말고는 소변 색이 맑아질 것이다. 탄산수나 차, 커피 등 이것저것 가리지 말고 마시도록 하자. 레몬주스도 물을 쉽게 마실 수 있는 한 방법이다.

술은 적당히 마신다

알코올은 1g당 7칼로리의 열량을 낸다. 알코올이 혈관으로 흡수되면 간은 알코올을 처리하기 위해 지방과 탄수화물 대사와 기타 중요한 기능을 늦추거나 멈춘다. 알코올은 간에 지방이 쌓이는 원인이 되므로 운동 프로그램에 지장을 주고 간과 근육 안에 글리코겐이 생성되는 것을 방해하며 에너지 발생과 건강 유지에 중요한 니코틴산과 티아민의 작용을 방해한다.

게다가 알코올은 식욕을 자극하고(탄수화물 과민성이 있는 사람은 음주 후 단 것을 찾는 경향이 많다) 이뇨 작용을 일으켜 귀중한 수분을 잃게 한다. 이 모든 작용이 살을 빼고 근육을 키워 건강한 몸을 만들려는 노력에 찬물을 끼얹는다. 왕(王) 자 복근을 만들고 싶다면 단호히 금주해야 할 것이다.

Rule 3

"매일 먹는 음식을 미리 계획하고 준비한다"

아침에 일어나 하루 일과를 시작할 때 어디서 무엇을 먹을지, 또 어떻게 하면 5~6끼의 식사를 무사히 마칠지를 곰곰이 생각해보자. 이렇게 계획을 세우면 음식을 미리 준비해서 배고픔을 피할 수 있고 고칼로리·고지방 음식을 파는 패스트푸드점을 찾지 않게 된다. 다음은 식사 계획을 짜는 데 도움이 되는 몇 가지 요령이다.

1. 냉장고에 있는 단백질 식품과 채소를 요리한다.
   냉장고에 며칠 분의 재료를 저장해두면 시간을 크게 절약할 수 있다.
2. 늘 도시락을 싸고 간단한 먹거리를 준비한다.
3. 간식거리를 항상 지참한다.
4. 하루 활동량에 따라 식사 계획을 다르게 짠다. 운동하기 전이라면 고탄수화물 식사를 하고, TV를 보거나 낮잠을 자기 전이라면 간단한 음식을 먹는다.
5. 항상 물을 휴대한다. 식사 시간 중간에 칼로리를 섭취하지 않고도 배를 채울 수 있는 방법이다.

4장에서는 현재 건강 상태와 체중 감량 목표에 근거해 어떤 단계의 식단을 선택할지를 정하게 될 것이다. 3단계로 된 식단 계획은 이 장에서 설명한 규칙과 지식을 바탕으로 세운 것이다. 그 밖에도 계획을 실천하기 위해 매일 지켜야 할 몇 가지 중요한 규칙이 있다. 이런 규칙은 몸매 관리, 에너지와 근육 키우기, 건강 유지라는 궁극적인 목표를 달성하는 데 중요한 역할을 할 것이다.

**라이프 플랜
식습관 규칙**

1. 체지방을 빼고 그 상태를 계속 유지하려는 이유를 적는다.
   이를 프린트해 가지고 다니면서 이따금씩 되뇐다.
2. 다양한 음식이 차려져 있는 뷔페 식당은 가지 않는다.
   고를 수 있는 음식이 많으면 건강에 안 좋은 음식을 많이 먹게 된다.
3. 음식을 손으로 집어 먹지 않는다.
4. 음식은 반드시 식탁에서 의자에 앉아 먹는다.
5. 천천히 씹고 맛을 음미하면서 먹는다. 한 끼 식사는 15~20분에 걸쳐 천천히 먹는다.
6. 당질 지수가 높은 과일(바나나, 키위, 파인애플, 망고, 멜론, 수박, 건포도)이나
   과일 주스는 피한다.
7. 적어도 잠자리에 들기 2시간 전부터는 음식을 금한다.
8. 무언가를 몹시 먹고 싶어도 15분 정도는 참는다. 15분이 지나면 음식에 대한 욕구가 사라진다.
9. 유제품을 먹어야 한다면 저지방 유제품이나 콩으로 만든 치즈를 먹는다.
10. 간식으로는 단백질 셰이크, 저지방 치즈를 곁들인 사과, 아몬드 한 줌과 오렌지,
    저지방 치즈와 셀러리, 당근이 좋다.

이렇게 먹어라!

이것이
닥터 라이프의 식사법

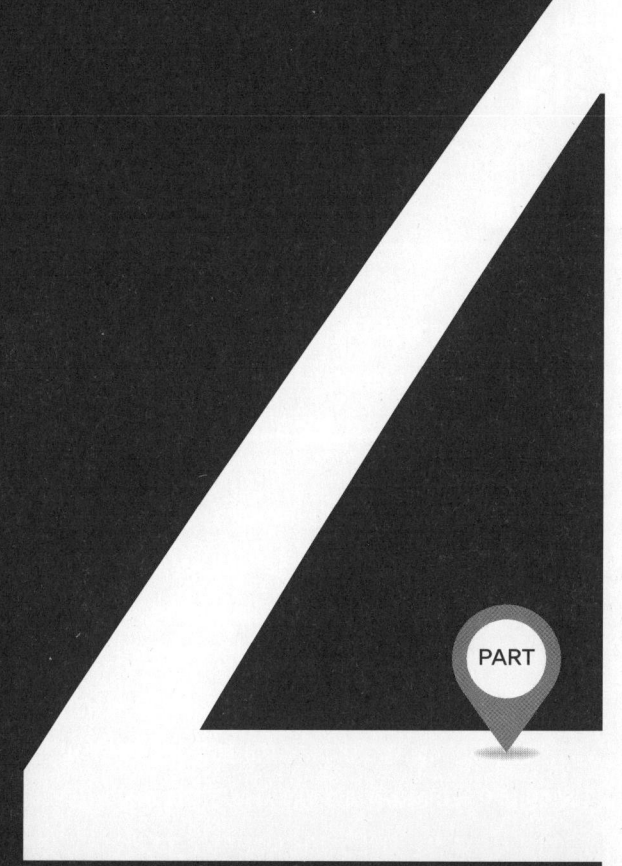

PART 4

누구에게나 적용되는 식단 3단계

1 기본 건강 식단
2 체지방 연소 식단
3 심장 건강 식단

나는 건강 상태를 향상시키고 노화를 막기 위해 3단계로 이루어진 식이요법을 고안했다. 각자 현재의 건강 상태에 따라 어느 한 단계를 택해도 좋고, 처음 단계부터 시작해 다음 단계로 나아가도 좋다. 분명한 것은 식사량을 줄일수록 최선의 결과를 최대한 빨리 얻을 수 있다는 점이다.

처음에는 기본 건강 식단으로 시작한다. 적어도 3주는 이를 고수해야 하는데 이 식단이 효과가 있는지 알아보려면 체중과 허리둘레를 살펴보면 된다. 3주가 끝날 즈음 체중은 최소한 2kg이 빠지고 허리둘레는 1cm가 줄어들 것이다. 이 식단이 마음에 들면 계속 고수한다. 그러나 좀 더 나은 결과를 얻고 싶다면 다음 단계로 나아간다. 바로 체지방 연소 식단이다. 이 식단은 다소 혹독하지만 체지방을 줄이는 데는 가장 좋다. 기본 건강 식단처럼 체지방이 15% 이하로 줄어들 때까지 이 방법을 계속할 수 있다.

체지방을 10% 이하로 줄이고 싶은 사람, 심장에 이상이 있거나 스텐트 시술 또는 혈관 우회로 시술을 받은 사람, 고혈압 환자, 맥관 구조에 문제가 있는 사람은 심장 건강 식단이라는 최종 단계로 나아가야 한다. 가능하면 오래도록 심장 건강 식단을 따르는 것이 좋다. 이 단계는 혈관 질환을 호전시킬 수 있는 저지방·저혈당 식이요법이 혼합된 채식주의 식사법이다. 성 건강에 문제가 있다면 꼭 따라야 할 식단이다.

Step 1

누구에게나 적용되는
기본 건강 식단

기본 건강 식단은 혈압과 혈당을 낮추고 인슐린을 조절해주는 음식으로 구성되어 있다. 또한 전반적인 건강과 몸의 구성 상태도 개선시킨다.

다음의 음식 피라미드는 저혈당 기본 건강식을 이해하는 데 도움을 줄 것이다.

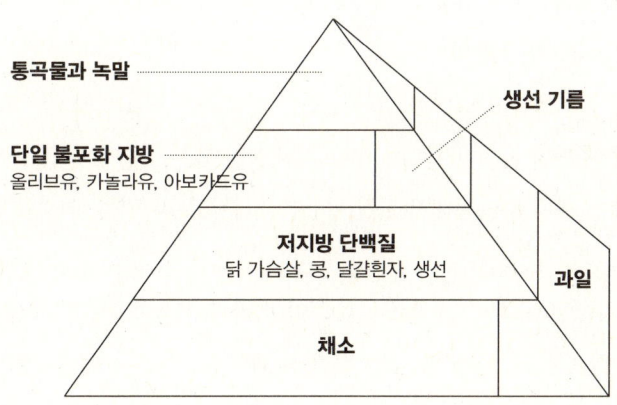

건강 식단의 기본이 되는
닥터 라이프 음식 피라미드

　　이 단계의 식단에서는 혈당량과 인슐린 생성을 조절하고 염증을 줄이거나 예방할 수 있도록 최적의 몸 상태를 만드는 것이 목표다. 닭 가슴살, 생선, 콩, 살코기, 저지방 유제품, 달걀 등의 저지방 단백질을 과일이나 채소와 함께 먹으면 시너지 효과를 일으켜 인슐린 수치를 낮춘다. 음식 피라미드에서 볼 수 있듯 통곡물과 복합 탄수화물 전분도 구성 성분에 포함되지만 그 양은 많지 않다. 통곡물 섭취를 줄이면 질병의 위험성이 낮아진다. 그러므로 눌린 오트, 검은 빵, 통밀가루, 현미 등의 통곡물 섭취량을 줄이는 데 중점을 두어야 한다. 또 적정량의 지방을 섭취하고 생선 기름과 단일불포화지방산을 제한해야 한다.

　　기본 건강 식단을 따른다면 3~4시간 간격으로 하루 5~6끼의 식사를 해야 한다. 이 건강식은 찌거나 굽고 약간의 기름으로 재빨리 볶는 쉬운 요리법으로 만들 수 있다. 이를 일주일 주기로 반복해서 실천해야 한다. 순서는 바뀔 수 있지만 식사 내용은 지켜야 한다.

　　채식주의자라면 이 식단을 채소 위주로 약간 바꾸거나 심장 건강 식단을 따르면 된다. 그런데 모든 단백질을 엄격히 금하는 비건 채식주의자들은 에너지를 만드는 영양소와 단백질, 필수아미노산, 철분, 비타민 B_{12}, 칼슘, 비타민 D, 아연을 위험할 정도로 적게 섭취한다. 이렇게 영양소가 부족하면 계획을 실천하기 어렵고, 특히 집중적인 근력 운동을 할 때 위험해질 수 있다. 이런 이유로 채식주의자, 특히 비건 채식주의자들에게 필수 영양소를 섭취할 수 있도록 식단을 신중하게 짜라고 권한다. 식단 계획표에는 비타민과 미네랄 등의 필수 미량 영양소와 탄수화물과 지방, 단백질 등의 다량 영양소가 고루 포함되어야 한다. 탄수화물과 단백질의 비율이 1:1이 되도록 식사하면 미량 영양소와 다량 영양소가 고루 포함된다.

단백질 셰이크에 관한 이모저모

　단백질 셰이크를 과일과 함께 먹으면 근육 글리코겐을 생성시켜 과격한 운동으로 지친 몸을 회복시킨다. 또 근육 회복에도 좋다. 내 경우 아침 운동 후에 한 번 마시고, 잠자리에 들기 30분 전에 플레인 초콜릿 카세인 단백질 셰이크(과일은 들어 있지 않다)를 또 한 번 마신다. 카세인은 우유에 함유된 단백질로 소화 속도가 느려서 단백질 셰이크 속의 아미노산이 혈관으로 천천히 흡수되도록 한다. 이 때문에 포만감과 만족감을 오래 느껴 야식을 피하기 쉽다. 카세인은 잠자기 전에 마실 수 있는 훌륭한 단백질원이다. 단백질 셰이크는 유청(우유가 엉겨 응고된 뒤 남은 액체), 카세인, 달걀, 콩, 우유 등 여러 단백질로 만들 수 있다. 이런 것들이 몸에 미치는 영향은 각기 다른데 이 중에서 유청과 카세인을 선택하는 것이 좋다.
　내가 고혈당 탄수화물을 권하는 유일한 시간은 근육 실패(muscle failure) 지점에 이를 정도로 격렬한 운동을 마친 후 한 시간 이내다. 근육 실패란 근육의 피로감이 한계치에 이르러 특정한 운동을 반복할 수 없는 상태를 말한다. 이런 상태에 돌입했을 때 나는 230~290g의 초콜릿 단백질 셰이크에 바나나 하나를 넣어 마신다. 이것은 혈당과 인슐린 수치를 높여 아미노산이 근육 조직 안으로 흡수되게 한다. 근육 조직과 근력 향상에 도움을 주기도 한다. 그런데 근육 실패와 정신력의 실패를 혼동하지 말아야 한다. 너무 피곤해서 운동을 할 수 없는 상태라면 바나나를 먹어서는 안 된다.

유청 단백질 셰이크의 장점

- ☐ 흡수가 빠르다.
- ☐ 우유 안에 함유되어 있다.
- ☐ 소화가 빠르다.
- ☐ 격렬한 운동 후에 마실 수 있는 훌륭한 보충제다.

카세인 단백질 셰이크의 장점

- ☐ 흡수가 느리다.
- ☐ 우유 안에 함유된 중요한 단백질이다.
- ☐ 소화가 느리다.
- ☐ 잠자리에 들기 전에 마시기 좋은 훌륭한 보충제다.

달걀은 가장 간편하고 좋은 단백질 공급원

달걀노른자가 오랫동안 몸에 좋지 않다는 누명을 썼다. 포화 지방과 콜레스테롤이 다량 함유되어 있어서 심장병을 일으킨다고 여겼던 것이다. 그런데 최근 달걀노른자에 심장병과 혈관 질환, 고혈압, 관절염, 당뇨병의 발병을 줄여주는 오메가-3 지방산이 함유되어 있다는 사실이 알려졌다.

그러나 식료품점에서 파는 대부분의 달걀에는 오메가-3 지방산이 충분히 함유되어 있지 않다. 공장식 농장에서 생산한 달걀이기 때문이다. 공장식 농장에서는 닭을 닭장 안에 가두고 오메가-3 지방산이 적은 곡물을 먹여 키운다. 이 때문에 돈을 더 주고라도 유기농 달걀을 고집해야 한다.

그리고 질 좋은 달걀이라도 양을 잘 조절해야 한다. 달걀 안에 들어 있는 콜레스테롤이 콜레스테롤 수치를 높일 수 있기 때문이다. 하루에 달걀노른자 하나 정도는 문제 되지 않는다. 달걀노른자를 되도록 적게 먹으려는 사람이라도 흰자를 줄일 필요는 없다. 달걀흰자는 근육 형성에 도움이 되는 고품질 단백질원이다.

누구에게나 적용되는 필수 식재료

다음 식재료는 식단의 단계와 관계없이 누구에게나 필요하다.

- ☐ 아보카도
- ☐ 닭 가슴살
- ☐ 신선한 과일
- ☐ 싱싱한 생선, 혹은 냉동 생선: 연어, 무지개송어, 참치, 정어리(통조림은 제외), 고등어
- ☐ 신선한 채소
- ☐ 고섬유질 시리얼
- ☐ 저지방 치즈와 요구르트
- ☐ 올리브유, 카놀라유
- ☐ 오메가-3 함유 달걀
- ☐ 탈지 우유, 혹은 두유
- ☐ 한 조각당 3g 이상 섬유질이 들어 있는 통곡물 빵

고기와 채소 요리법

조리법에 따라 채소의 영양 수위가 달라진다. 시금치와 당근, 토마토는 가열하면 산화 방지 효과가 커진다. 그러나 그 외 대부분의 채소는 가열하거나 물에 데치면 비타민이나 질병을 예방하도록 광화학반응을 하는 영양소가 손실된다. 따라서 채소는 물에 데치지 않는 것이 좋다. 채소를 국물이 있는 음식으로 요리하면 영양소를 보존할 수 있다. 채소는 가능한 한 잘 씻어서 날것으로 먹는 것이 좋다. 동물성 단백질은 완전히 익혀야 한다. 닭고기나 생선, 육류를 날것으로 먹으면 여러 전염병에 감염될 수 있다.

누구에게나 적용되는 기본 건강 식단 프로그램

여기에 소개하는 대부분의 식단은 설명이 필요 없을 정도로 정말 간단하다. 준비하기 쉽고 요리할 필요도 없다. 다시 말해 남자들이 준비하기에 딱 맞는 식단이라 할 수 있다. 몇 가지 식단은 썰고 굽고 삶는 등의 기본적인 요리 기술이 필요하지만 대부분 전자레인지를 이용해 쉽게 만들 수 있다. 어느 하루 식단이 마음에 들면 얼마든지 반복해도 좋다. 하지만 다른 날에 있는 식사를 서로 바꿔서는 안 된다.

1 day

식사 #1

음식		칼로리	지방(g)	단백질(g)	탄수화물(g)
전분	롤드 오트(rolled oats, 껍질을 벗겨 쪄서 롤러로 누른 귀리) 1/2컵	303	5.4	13.2	51.7
저단백질	달걀흰자 5개 분량	86	0.3	18	0
저지방 우유	1% 저지방 우유 1/2컵	53	1.2	4.3	6.1
과일	블루베리 68g	39	0.2	0.5	9.9

만들기: 전자레인지용 그릇에 오트와 우유를 담고 전자레인지에서 강으로 3분간(또는 자신이 원하는 농도로 오트밀이 완전히 익을 때까지 시간을 늘려도 된다) 조리한 다음 그 위에 블루베리를 올린다. 달걀흰자는 기름을 살짝 두른 팬에 넣고 스크램블한다. 접시에 오트밀과 달걀을 담는다.

식사 #2

음식		칼로리	지방(g)	단백질(g)	탄수화물(g)
과일	사과 큰 것(약 224g) 1개	116	0.4	0.6	30.8
저단백질	유청 단백질 드링크 1스쿱	110	0.75	22	0.5

식사 #3

음식		칼로리	지방(g)	단백질(g)	탄수화물(g)
저단백질	기름기 뺀 캔 참치 113g	122	1.2	26.5	0
채소	먹기 좋게 찢은 상추 2컵	32	0.6	6	2.4
채소	토마토 1/2컵	16	0.2	0.8	3.5
채소	오이 1/2컵	7	0.1	0.3	1.3
단일 불포화 지방	올리브 57g	82	8.7	0.6	2.2
채소	다진 적양파 28g	12	0.1	0.3	2.9
고도 불포화 지방	무지방 이탤리언 드레싱 2큰술	13	0.3	0.3	2.5
수프/전분	케일 수프 1½컵*	102	2	3	18

만들기: 수프를 제외한 모든 재료를 한데 섞어 샐러드를 만든다.

*케일 수프 만드는 법 137쪽 참고

식사 #4

음식		칼로리	지방(g)	단백질(g)	탄수화물(g)
채소	셀러리 2대	5	0.1	2	1.2
단일 불포화 지방	자연산 저지방 땅콩버터 2큰술	200	12	9	12
과일	배 큰 것(209g) 1개	121	0.8	0.8	32.4

식사 #5

음식		칼로리	지방(g)	단백질(g)	탄수화물(g)
저단백질	구운 쇠고기 (96% 살코기) 113g	185	6.7	29.2	0
전분	굽거나 전자레인지에 익힌 마 142g	164	0.1	2.1	39.1
채소	아스파라거스 줄기 8개	26	0.2	1.4	2.5
채소	볶은 고추 142g	51	0	0	5.1

└ 식사 5회 **총 1845칼로리**
  지방 41.3g, 단백질 140.9g, 탄수화물 224.1g

2 day

식사 #1

음식		칼로리	지방(g)	단백질(g)	탄수화물(g)
저단백질	저지방 코티지 치즈 1% 1컵	81	1.1	14	3.1
과일	블루베리 1/2컵	21	0.8	0.5	18.5
전분	저지방 그래놀라 1/2컵	195	3	4	38

만들기: 그릇에 모두 담는다.

식사 #2

음식		칼로리	지방(g)	단백질(g)	탄수화물(g)
과일	체리 1컵	194	0.6	2.2	49.2
중지방 단백질	스트링 치즈 2개	120	5	14	1

식사 #3

음식		칼로리	지방(g)	단백질(g)	탄수화물(g)
저단백질	삶은 새우 170g	168	1.8	35.5	0
채소	살사 4큰술	20	0	0	5
채소	그린 샐러드 믹스 3컵	20	0	1	3
단일 불포화 지방	아보카도 57g	91	8.3	4.8	1.1
전분	굽거나 전자레인지에 익힌 마 226g	263	0.2	3.4	62.7

식사 #4

음식		칼로리	지방(g)	단백질(g)	탄수화물(g)
저단백질	육포 28g	101.5	1	19.25	1
과일	배 큰 것(209g) 1개	121	0.8	0.8	32.4

식사 #5

음식		칼로리	지방(g)	단백질(g)	탄수화물(g)
저단백질	구운 가자미 100g	90	25.9	15.47	0.21
단일 불포화 지방	엑스트라 버진 올리브 오일 1큰술(도다리 굽기 전에 바른다)	120	14	0	0
단일 불포화 지방	잣 20알(약 57g)	11	1.2	0.2	0.2
채소	살짝 찐 브로콜리 1컵	55	0.6	3.7	11.2
채소	살짝 찐 배추 1컵 (71g)	9	0.1	1	1.5
전분	와일드 라이스(wild rice) 1컵	83	0.25	3.25	17.45

만들기: 와일드 라이스 위에 잣과 채소를 뿌린다.

└ 식사 5회 **총 1763.5칼로리**
　지방 64.65g, 단백질 123.07g, 탄수화물 245.56g

3 day

식사 #1

음식		칼로리	지방(g)	단백질(g)	탄수화물(g)
저단백질	달걀흰자 2개 분량	34	0.1	7.2	0.5
중지방 단백질	2% 슈레드 치즈 28g	80	6	7	0.5
채소	피망 3큰술	6	0.1	0.2	1.3
채소	토마토 1/4컵	7	0.1	0.3	1.5
채소	양파 28g	10	0	0	2
과일	배 큰 것(156g) 1개	61	0.5	1.4	15.5

만들기: 중간 불로 달군 팬에 기름을 약간 두르고 달걀흰자를 휘저어 부은 다음 치즈와 피망, 토마토, 양파를 넣어 익힌다. 달걀을 팬 중앙에 놓고 완전히 익힌다.

식사 #2

음식		칼로리	지방(g)	단백질(g)	탄수화물(g)
채소	살짝 찐 배추 2컵	18	0.3	2.1	3.1
전분	쿠스쿠스 1컵	176	0.3	6	36.4
채소	살짝 찐 브로콜리 1컵	55	0.6	3.7	11.2
채소	선드라이드 토마토 28g	73	0.9	4	15.8

만들기: 모든 재료를 섞어 샐러드를 만든다.

식사 #3

음식		칼로리	지방(g)	단백질(g)	탄수화물(g)
채소	잘게 썬 케일 2컵	67	0.9	4.4	13.4
고도 불포화 지방	참깨 1큰술	52	4.5	1.6	2.1
고도 불포화 지방	참기름 1큰술	120	13.6	0	0

만들기: 팬에 참기름을 두르고 센 불에서 케일을 재빨리 볶은 다음 참깨를 뿌린다.

식사 #4

음식		칼로리	지방(g)	단백질(g)	탄수화물(g)
저단백질	구운 닭가슴살 100g	109	1.2	23.1	0
채소	찐 브로콜리 1컵	55	0.6	3.7	11.2
중지방 단백질	스트링 치즈 2개	120	5	14	1

식사 #5

음식		칼로리	지방(g)	단백질(g)	탄수화물(g)
과일	사과 큰 것(약 224g) 1개	116	0.4	0.6	30.8
채소	당근 128g	52	0.3	1.2	12.3

식사 #6

음식		칼로리	지방(g)	단백질(g)	탄수화물(g)
저단백질	구운 우둔살 살코기 113g	210	6.3	35.8	0

채소	살짝 찐 순무의 연한 잎 2컵	58	0.6	3.3	12.7
전분	굽거나 전자레인지에 익힌 마 170g	197	0.2	2.5	46.9
채소	살짝 찐 콜리플라워 1컵	25	0.1	2	5.3

└. 식사 6회 **총 1701칼로리**
　 지방 42.6g, 단백질 124.1g, 탄수화물 223.2g

4 day

식사 #1

음식		칼로리	지방(g)	단백질(g)	탄수화물(g)
저지방 우유	저지방 플레인 요구르트 1컵	154	3.9	12.9	17.2
과일	블루베리 68g	39	0.2	2.5	9.9
단일 불포화 지방	조미하지 않은 아몬드 28g	164	14.3	6	5.6

만들기: 그릇에 모두 담아 먹는다.

식사 #2

음식		칼로리	지방(g)	단백질(g)	탄수화물(g)
과일	천도복숭아 1개(147g)	114	0.8	2.8	27.4
저단백질	육포 28g	101	1	19.25	1

식사 #3

음식		칼로리	지방(g)	단백질(g)	탄수화물(g)
채소	그린 샐러드 믹스 3컵	20	0	1	3
저단백질	구운 닭 가슴살 113g	186	4.1	35.1	0
채소	토마토 1/2컵	16	0.2	0.8	3.5

채소	오이 1/2컵	7	0.1	0.3	1.3
기타	무지방 이탤리언 드레싱 2큰술	13	0.3	0.3	2.5
채소	잘게 썬 적양배추 1컵(43g)	13	0	0.5	3
과일	귤 77g	40	0.2	0.6	10.1
수프/전분	케일 수프* 1⅓컵	102	2	3	18

만들기: 모든 재료를 섞어 샐러드를 만든다.

*케일 수프 만드는 법 137쪽 참고

식사 #4

음식		칼로리	지방(g)	단백질(g)	탄수화물(g)
전분	곡물 바게트(90g)	190	1	6	24.25
중지방 단백질	삶은 달걀 2개	155	10.6	12.6	1.1
과일	딸기 1컵	46	1	1	11.1

식사 #5

음식		칼로리	지방(g)	단백질(g)	탄수화물(g)
저단백질	훈제 연어 85g	100	3.7	15.5	0
채소	깍지콩 1컵	52	0.35	2.3	9.8
채소	익힌 토마토 1컵	80	2.7	2	13.2
전분	통곡물 식빵 토스트 2장	113.5	1.5	5	20

└ 식사 5회 **총 1705.5칼로리**
　　지방 47.95g, 단백질 125.55g, 탄수화물 181.95g

5 day

식사 #1

음식		칼로리	지방(g)	단백질(g)	탄수화물(g)
저단백질	유청 단백질 드링크 1스쿱	110	0.75	22	0.5
단일 불포화 지방	조미하지 않은 캐슈너트 28g	157	12.4	8.6	5.2
과일	체리 113g	71	0.2	1.2	18.1

식사 #2

음식		칼로리	지방(g)	단백질(g)	탄수화물(g)
채소	셀러리 2대	5	0.1	2	1.2
단일 불포화 지방	자연산 저지방 땅콩버터 1큰술	100	6	4.5	6
과일	사과 큰 것(약 224g) 1개	116	0.4	0.6	30.8

식사 #3

음식		칼로리	지방(g)	단백질(g)	탄수화물(g)
전분	현미밥 3/4컵	162	1.3	3.8	33.6
저단백질	구운 새우 113g	112	1.2	23.7	0
채소	구운 아스파라거스 줄기 8대	26	0.2	2.8	5
채소	구운 가지 85g	20	0.2	0.9	4.9

식사 #4

음식		칼로리	지방(g)	단백질(g)	탄수화물(g)
저단백질	저지방 코티지 치즈 3/4컵	153	3.2	23.3	6.1
과일	복숭아 1컵(170g)	66	0.5	1.5	16.8

식사 #5

음식		칼로리	지방(g)	단백질(g)	탄수화물(g)
채소	잘게 자른 상추 2컵	32	0.6	6	2.4
전분 포함 채소	병아리콩 1/2컵	143	1.3	5.9	27.1
채소	다진 토마토 1/2컵	16	0.2	0.8	3.5
채소	오이 1/2컵	7	0.1	0.3	1.3
채소	다진 적양파 28g	12	0.1	0.3	2.9
단일 불포화 지방	올리브 28g	82	8.7	0.6	2.2
고도 불포화 지방	무지방 이탤리언 드레싱 2큰술	13	0.3	0.3	2.5
만들기: 모든 재료를 섞어 샐러드를 만든다.					

식사 #6

음식		칼로리	지방(g)	단백질(g)	탄수화물(g)
저단백질	구운 넙치 113g	158	3.3	30.3	0
채소	구운 호박 1컵(204g)	82	0.2	1.8	21.5
채소	살짝 찐 케일 1½컵	50	0.7	3.3	10
채소	물기 뺀 통조림 버섯 57g	14	0.2	1.1	2.9

└, 식사 6회 **총 1707칼로리**
　지방 42.15g, 단백질 145.6g, 탄수화물 204.5g

6day

식사 #1

음식		칼로리	지방(g)	단백질(g)	탄수화물(g)
저단백질	훈제 연어 85g	100	3.7	15.5	0
포화 지방	저지방 휘핑크림 치즈 1큰술	23	1.8	1.1	0.7

| 과일 | 포도 1컵 | 104 | 0.3 | 1.1 | 27.3 |
| 전분 | 통곡물 식빵 토스트 2장 | 113.5 | 1.5 | 5 | 20 |

식사 #2

음식		칼로리	지방(g)	단백질(g)	탄수화물(g)
과일	사과 큰 것(약 224g) 1개	116	0.4	0.6	30.8
단일 불포화 지방	유청 단백질 드링크 1스쿱	110	0.75	22	0.5

식사 #3

음식		칼로리	지방(g)	단백질(g)	탄수화물(g)
채소	그린 샐러드 믹스 3컵	20	0	1	3
저단백질	기름기를 뺀 참치 캔 1개(85g)	99	0.97	21.7	0
전분 포함 채소	옥수수 1/2컵	66	0.9	2.5	14.6
채소	고춧가루 2큰술	5	0.1	0.2	1.1
채소	다진 적양파 28g	12	0.1	0.3	2.9
채소	고수 잎 1/4컵	1	0.1	0.1	0.1
채소	검은콩 57g	60	0.5	3.5	11.5
단일 불포화 지방	오일 비니거 드레싱 2큰술	50	5	0	3

만들기: 모든 재료를 섞어 샐러드를 만든다.

식사 #4

음식		칼로리	지방(g)	단백질(g)	탄수화물(g)
저단백질	단백질 바(bar)	240	7	18	26
과일	복숭아 큰 것(156g) 1개	61	0.5	1.4	15.5

식사 #5

음식		칼로리	지방(g)	단백질(g)	탄수화물(g)
저단백질	구운 닭 가슴살 113g	186	4.1	35.1	0

채소	양배추 2컵	43	0.2	10	2.6
채소	볶은 고추 57g	15	0.2	0.6	3.4
전분	옥수수 1/4컵	33	0.5	1.2	7.3
채소	시금치 1/4컵	2	0.3	0.2	0.1
전분	현미밥 3/4컵	162	1.3	3.8	33.6

식사 #6

음식		칼로리	지방(g)	단백질(g)	탄수화물(g)
과일	체리 1컵	87	0.3	1.5	22.1

└ 식사 6회 **총 1708.5칼로리**
　지방 30.5g, 단백질 146.4g, 탄수화물 204g

7day

식사 #1

음식		칼로리	지방(g)	단백질(g)	탄수화물(g)
전분+ 저단백질	닥터 라이프의 단백질 팬케이크*	351	6.5	32	42.1
당분	무설탕 시럽 1/4컵	35	0	0	12

*팬케이크 만드는 법 137쪽 참고

식사 #2

음식		칼로리	지방(g)	단백질(g)	탄수화물(g)
저지방 우유	저지방 플레인 요구르트 1컵	154	3.9	12.9	17.2
과일	블랙베리 1/2컵	31	0.4	1	7.3
단일 불포화 지방	조미하지 않은 아몬드 28g	164	14.3	6	5.6

식사 #3

음식		칼로리	지방(g)	단백질(g)	탄수화물(g)
저단백질	구운 오렌지 러피 113g	119	1	25.6	0
전분	굽거나 전자레인지에 익힌 마 170g	197	0.2	2.5	46.9
채소	시금치 2컵	14	0.2	2.2	1.8
채소	살짝 찐 브로콜리 1컵	55	0.6	3.7	11.2

식사 #4

음식		칼로리	지방(g)	단백질(g)	탄수화물(g)
중지방 단백질	저지방 두부 85g	90	2	12	6
과일	배 중간 것(167g) 1개	96	0.2	0.6	25.7

식사 #5

음식		칼로리	지방(g)	단백질(g)	탄수화물(g)
저단백질	티본스테이크 113g	200	8.4	29.4	0
전분	현미밥 3/4컵	162	1.3	3.8	33.6
채소	주키니호박 2컵	40	0.5	3	8.4
채소	양배추 1컵	56	0.8	4	11.1

└ 식사 5회 **총 1764칼로리**
　　지방 40.3g, 단백질 138.7g, 탄수화물 228.9g

*1,800칼로리를 기본으로 하는 식단(지방 20%, 단백질 30%, 탄수화물 50%)

Step 2
체지방 연소에
도움 되는 식단

　체지방을 태우는 저당(低糖) 식단에는 붉은 고기와 치즈, 우유 같은 유제품 지방이 포함되지 않는다. 그리고 플라크를 생성해 동맥을 막는 포화 지방류도 배제된다. 이런 음식을 먹지 않으면 플라크가 점점 더 많이 생성되는 것을 막을 수 있을 뿐만 아니라 이런 상태를 역전시킬 수도 있다.

　시중에서 판매하는 음식에서 점점 트랜스 지방이 줄어 예전보다는 트랜스 지방을 적게 섭취하지만 여전히 포화 지방만은 줄이지 못하고 있다. 포화 지방은 대부분 동물성 식품을 통해 섭취된다. 요즘 저당 탄수화물에 중점을 두는 식이요법이 유행하는데 이런 식이요법은 심장병 위험을 증가시킬 수 있다. 따라서 저당 식이요법과 지방에서 10% 이하의 칼로리만 소비하는 방식을 병행할 것을 권한다. 이렇게 하면 심장을 건강하게 유지할 수 있다.

　체지방 연소 식단을 따르면 하루에 서너 시간 간격으로 5~6끼의 식사를 하게 된다. 여기에 소개한 식단은 찌거나 굽거나 기름을 약간 두르고 재빨리 볶는 등의 조리법으로 쉽게 요리할 수 있다. 이 장 마지막에는 몇 가지 레시피를 실었으니 일주일에 한 번 정도 요리해서 다음의 식단을 대체할 수 있다.

배고픔이 주는 신호를 즐겨라

라이프 플랜 식사 프로그램의 목적은 알맞은 영양을 공급하고 운동하는 데 필요한 충분한 열량을 제공하며 하루 종일 충만감을 느끼게 하는 것이다. 그런데 운동을 너무 열심히 한 날에는 식사를 해도 여전히 배가 고플 수 있다. 특히 운동 직후에는 더욱 그렇다. 운동한 뒤 느끼는 배고픔은 운동으로 인한 글리코겐의 감소를 의미한다. 이것이야말로 우리가 원하는 일이다. 근육과 간에 저장된 글리코겐이 감소하면 인체는 지방을 사용해 에너지를 얻으려 하는데 이것이 바로 지방을 빼기 위해 필요한 방법이다.

이런 종류의 배고픔은 좋은 신호다. 지방을 태우고 있다는 증거이기 때문이다. 일단 배고픔을 긍정적인 쪽으로 생각하기 시작하면 훨씬 수월하게 견딜 수 있다. 그렇다고 너무 오랫동안 배고픈 상태로 있으면 안 된다. 몸이 에너지를 얻기 위해 지방 대신 근육 조직을 파괴하기 시작할지도 모르기 때문이다. 따라서 강도 높은 운동을 하고 나서는 한 시간 이내에 단백질과 탄수화물 셰이크(단백질 0.23g, 고당 지수 탄수화물 0.7g/0.45kg)를 섭취해야 한다. 예를 들어 몸무게가 81kg이라면 약 126g의 탄수화물과 41g의 단백질을 섭취해야 한다. 이렇게 하면 고갈된 글리코겐을 다시 채울 수 있고 근육을 만드는 데 필요한 호르몬 환경을 촉진시키며 배고픔을 해소할 수 있다.

누구에게나 적용되는 체지방 연소 식단 프로그램

여기에 소개한 대부분의 식단은 기본 건강 식단과 마찬가지로 정말 간단하다. 준비하기 쉽고 요리할 필요도 없다. 몇 가지 식단은 썰고 굽고 삶는 등의 기본적인 요리 기술이 필요하지만 대부분 전자레인지로 쉽게 만들 수 있다. 어느 하루 식단이 마음에 들면 얼마든지 반복해도 좋다. 하지만 다른 날에 있는 식사를 서로 바꿔서는 안 된다.

1 day

식사 #1

음식		칼로리	지방(g)	단백질(g)	탄수화물(g)
저단백질	저지방 두부 85g	90	2	12	6
채소	양파 28g	12	0.1	0.3	2.9
채소	셀러리 28g	4	0.1	0.2	1
과일	블루베리 142g	81	0.4	1	20.6
전분	롤드 오트 1/2컵	303	5.4	13.2	51.7
기타	끓는 물 1½컵				

만들기: 중간 불로 달군 팬에 두부, 양파, 셀러리를 넣어 익힌다. 다른 접시에 끓는 물로 만든 오트밀을 담고 블루베리를 얹는다.

식사 #2

음식		칼로리	지방(g)	단백질(g)	탄수화물(g)
과일	천도복숭아(약 147g) 1개	114	0.8	2.8	27.4
저단백질	육포 57g	203	2	38.5	2

식사 #3

음식		칼로리	지방(g)	단백질(g)	탄수화물(g)
저단백질	구운 틸라피아 113g	145	3.1	29.5	0
수프/전분	렌즈콩 수프 1컵	150	2	9	28
전분	현미밥 3/4컵	162	1.3	3.8	33.6

식사 #4

음식		칼로리	지방(g)	단백질(g)	탄수화물(g)
저단백질	유청 단백질 드링크 1스쿱	110	0.75	22	0.5
과일	사과 중간 크기(181g) 1개	95	0.4	0.5	25.1

식사 #5

음식		칼로리	지방(g)	단백질(g)	탄수화물(g)
저단백질	새우 142g	140	1.6	29.6	0
채소	배추 1.5컵	14	0.2	1.6	2.3
전분 포함 채소	베이비 옥수수 85g	45	0	8	3
채소	완두콩 1컵	41	0.2	2.7	7.4
채소	베이비 당근 85g	30	0.1	0.5	7
기타	저나트륨 간장 2큰술	6	0.1	0.5	0.9

만들기: 모든 재료를 팬에 넣고 재빨리 볶는다.

└ 식사 5회 **총 1745칼로리**
　지방 20.55g, 단백질 175.7g, 탄수화물 219.4g

2 day

식사 #1

음식		칼로리	지방(g)	단백질(g)	탄수화물(g)
저단백질	에그 비터스 (egg beaters) 1/2컵	60	0	12	2

채소	깍둑썰기한 토마토 1/2컵	16	0.2	0.8	3.5
채소	다진 적양파 28g	12	0.1	0.3	2.9
채소	실란트로 28g	1	0.1	0.1	0.1
전분	롤드 오트 1/4컵	152	2.7	6.6	25.9
과일	블루베리 28g	16	0.1	0.2	4.1
중지방 단백질	두유 1/2컵	50	2	3.5	4

만들기: 중간 불로 달군 팬에 에그 비터스, 토마토, 양파, 실란트로를 넣어 익힌다. 다른 접시에 두유를 넣은 오트밀을 담고 블루베리를 얹는다.

식사 #2

음식		칼로리	지방(g)	단백질(g)	탄수화물(g)
저단백질	유청 단백질 드링크 1스쿱	110	0.75	22	0.5
과일	딸기 1½컵	69	0.6	1.4	16.6

식사 #3

음식		칼로리	지방(g)	단백질(g)	탄수화물(g)
저단백질	구운 닭 가슴살 113g	186	4.1	35.1	0
채소	그린 샐러드 믹스 3컵	20	0	1	3
채소	토마토 1/2컵	16	0.2	0.8	3.5
채소	오이 1/2컵	7	0.1	0.3	1.3
채소	피망 3큰술	6	0.1	0.2	1.3
중지방 단백질	소이 모차렐라 28g	63	3	7	2
채소	다진 적양파 28g	12	0.1	0.3	2.9
과일	라즈베리 1/2컵	32	0.4	0.7	7.3
고도 불포화 지방	라즈베리 비네그레트 2큰술	60	3	0	8
전분	호밀빵 토스트 1쪽	160	0	6	34

만들기: 토스트를 제외한 모든 재료를 섞어 샐러드를 만든다.

식사 #4

음식		칼로리	지방(g)	단백질(g)	탄수화물(g)
저단백질	삶은 달걀흰자 6개 분량	102	0.6	21.6	1.2
채소	양파 28g	10	0	0	2
채소	토마토 1/4컵	7	0.1	0.3	1.5
채소	고추 28g	7.5	0.1	0.3	1.7
전분	와일드 라이스 1½컵	248	0.7	9.8	52.4

식사 #5

음식		칼로리	지방(g)	단백질(g)	탄수화물(g)
저단백질	참치 버거 113g	147	1.3	33.7	0
전분 포함 채소	고구마 1개(170g)	162	0.4	3.6	37.3
전분 포함 채소	완두콩 1컵	26	0.1	1.8	4.8
채소	콜리플라워 1컵	25	0.1	2	5.3

└ 식사 5회 **총 1782.5칼로리**
　지방 20.95g, 단백질 130.3g, 탄수화물 229.1g

3 day

식사 #1

음식		칼로리	지방(g)	단백질(g)	탄수화물(g)
저단백질	유청 단백질 드링크 2스쿱	220	1.5	44	1
과일	바나나 큰 것(136g) 1개	121	0.4	1.5	31

식사 #2

음식		칼로리	지방(g)	단백질(g)	탄수화물(g)
단일 불포화 지방	깍둑썰기한 아보카도 1/2컵	120	11	1.5	6.4
채소	토마토 1/4컵	7	0.1	0.3	1.5

채소	양파 28g	10	0	0	2
저단백질	육포 28g	100	1	19	1

식사 #3

음식		칼로리	지방(g)	단백질(g)	탄수화물(g)
저단백질	구운 넙치 113g	158	3.3	30.3	0
채소	시금치 1컵	8	1.2	0.8	0.4
전분 포함 채소	구운 마 198g	230	0.2	3	54.8
전분 포함 채소	옥수수 1컵	66	1	2.4	14.6

식사 #4

음식		칼로리	지방(g)	단백질(g)	탄수화물(g)
전분 포함 채소	삶은 팥 1/2컵	147	0.1	8.6	28.5
과일	오렌지 중간 크기(130g) 1개	62	0.1	1.2	15.5

식사 #5

음식		칼로리	지방(g)	단백질(g)	탄수화물(g)
채소	저나트륨 V8 주스 1캔	72	0	2.9	14.4
수프/전분	케일 수프* 1½컵	102	2	3	18

*케일 수프 만드는 법 137쪽 참고

식사 #6

음식		칼로리	지방(g)	단백질(g)	탄수화물(g)
저단백질	왕게 99g	100	1.5	19	0
채소	잘게 자른 배추 2컵	18	0.3	2.1	3.1
전분	구운 쿠스쿠스 1컵	176	0.3	6	36.4
채소	아티초크 하트 1컵(170g)	84	0.3	5.8	18.8

↳ 식사 6회 **총 1801칼로리**
  지방 24.3g, 단백질 151.4g, 탄수화물 247.4g

4 day

식사 #1

음식		칼로리	지방(g)	단백질(g)	탄수화물(g)
저단백질	달걀흰자 스크램블 4개 분량	69	0.3	14.4	0.9
과일	자몽 조각 1컵(230g)	74	0.2	1.4	18.6
과일	블루베리 1컵(145g)	83	0.4	1.1	21

식사 #2

음식		칼로리	지방(g)	단백질(g)	탄수화물(g)
저단백질	단백질 바 1개	240	7	18	26
과일	블랙베리 1컵	62	0.7	2	14.7

식사 #3

음식		칼로리	지방(g)	단백질(g)	탄수화물(g)
저단백질	구운 칠면조 113g	158	1.4	34.1	0
채소	브로콜리 1컵	55	0.6	3.7	11.2
전분 포함 채소	노란 호박 1½컵	40	0	2	6

식사 #4

음식		칼로리	지방(g)	단백질(g)	탄수화물(g)
전분 포함 채소	검은콩 캔 제품 1컵	227	0.9	15.2	40.8
채소	다진 적양파 28g	12	0.1	0.3	2.9
채소	토마토 1/2컵	16	0.2	0.8	3.5

식사 #5

음식		칼로리	지방(g)	단백질(g)	탄수화물(g)
저단백질	구운 닭 가슴살 113g	186	4.1	35.1	0
채소	삶은 양배추 1½컵	50	0.9	2.3	10.1
전분	현미밥 3/4컵	216	1.8	5	44.9
채소	콜리플라워 1½컵	38	0.2	3	8

식사 #6

음식		칼로리	지방(g)	단백질(g)	탄수화물(g)
과일	사과 큰 것(약 224g) 1개	116	0.4	0.6	30.8
저단백질	유청 단백질 드링크 1스쿱	110	0.75	22	0.5

  ㄴ 식사 6회 **총 1752칼로리**
  　지방 19.95g, 단백질 161g, 탄수화물 239.9g

5 day

식사 #1

음식		칼로리	지방(g)	단백질(g)	탄수화물(g)
전분	말린 오트밀 1/2컵	152	2.7	6.6	25.9
과일	바나나 작은 것(102g) 1개	90	0.3	1.1	23
저단백질	달걀흰자 6개 분량	102	0.4	21.6	1.4
기타	끓는 물 1½컵				

만들기: 오트밀에 끓는 물을 넣고 전자레인지에서 강으로 3분간(또는 자신이 원하는 농도로) 익힌다. 오트밀 위에 얇게 썬 바나나를 올리고 달걀은 삶아서 흰자만 먹는다.

식사 #2

음식		칼로리	지방(g)	단백질(g)	탄수화물(g)
채소	셀러리 2대	5	0.1	2	1.2
단일 불포화 지방	자연산 저지방 땅콩버터 1큰술	100	6	4.5	6
과일	사과 큰 것(약 224g) 1개	116	0.4	0.6	30.8

식사 #3

음식		칼로리	지방(g)	단백질(g)	탄수화물(g)
저단백질	구운 새우 170g	168	1.8	35.5	0
채소	다진 적양파	12	0.1	0.3	2.9
채소	다진 오이피클 2큰술	40	0.2	0.1	10.5
전분	통곡물 식빵 토스트 2장	113.5	1.5	5	20
과일	오렌지 큰 것(184g) 1개	86	0.2	1.7	21.7

식사 #4

음식		칼로리	지방(g)	단백질(g)	탄수화물(g)
과일	블루베리 1컵	83	0.4	1.1	21
과일	딸기 1컵	46	1	1	11.1
단일 불포화 지방	아몬드 28g	164	6	14.3	5.6
저단백질	육포 28g	101.5	1	19.25	1

식사 #5

음식		칼로리	지방(g)	단백질(g)	탄수화물(g)
저단백질	도미 141g	142	1.8	29.1	0
채소	주키니호박 125g	40	0.5	3	0.5
채소	가지 85g	20	0.2	0.9	4.9
전분 포함 채소	굽거나 전자레인지에 익힌 마 198g	230	0.2	3	54.8

만들기: 모든 재료를 섞어 샐러드를 만든다.

└ 식사 5회 **총 1811칼로리**
 지방 24.8g, 단백질 150.65g, 탄수화물 242.3g

6 day

식사 #1

음식		칼로리	지방(g)	단백질(g)	탄수화물(g)
저단백질	달걀흰자 6개 분량	102	0.4	21.6	1.4
채소	시금치 1컵	7	0.1	0.9	1.1
채소	토마토 1/4컵	7	0.1	0.3	1.5
채소	양파 1/4컵	12	0.1	0.3	2.9
단일 불포화 지방	올리브유 1큰술	43	4.7	0	0
과일	배 중간 크기(99g) 1개	38	0.3	0.9	9.7

만들기: 달군 팬에 달걀흰자, 시금치, 토마토, 양파, 올리브유를 넣고 달걀흰자가 완전히 익을 때까지 섞는다.

식사 #2

음식		칼로리	지방(g)	단백질(g)	탄수화물(g)
저단백질	육포 28g	100	1	18	1
채소	당근 1컵(122g)	50	0.8	1.1	11.7
채소	오이 1컵	14	0.2	0.7	2.6

식사 #3

음식		칼로리	지방(g)	단백질(g)	탄수화물(g)
저단백질	익힌 퀴노아 1/2컵	127	2	4.5	23.5
채소	구운 고추 57g	15	0.2	0.6	3.4
전분	옥수수 1/4컵	33	0.5	1.2	7.3
채소	시금치 1/4컵	2	0.3	0.2	0.1

만들기: 모든 재료를 섞어 샐러드를 만든다.

식사 #4

음식		칼로리	지방(g)	단백질(g)	탄수화물(g)
저단백질	구운 닭 가슴살 113g	186	4.1	35.1	0

기타	겨자 1큰술	0	0	0	0
전분	통곡물 식빵 토스트 2장	113.5	1.5	5	20
과일	오렌지 큰 것(184g) 1개	86	0.2	1.7	21.7

식사 #5

음식		칼로리	지방(g)	단백질(g)	탄수화물(g)
수프/전분	케일 수프* 1½컵	102	2	3	18
저단백질	따뜻한 밀고기 85g	150	1	18	3
채소	깍지콩 1컵	34	1	2	7.8

*케일 수프 만드는 법 137쪽 참고.

식사 #6

음식		칼로리	지방(g)	단백질(g)	탄수화물(g)
전분	현미밥 1컵	216	1.8	5	44.9
전분 포함 채소	익힌 검은콩 1/2컵	114	0.4	7.6	20.4

식사 #7

음식		칼로리	지방(g)	단백질(g)	탄수화물(g)
채소	그린 샐러드 믹스 3컵	20	0	1	3
저단백질	구운 닭 가슴살 113g	186	4.1	35.1	0
채소	토마토 1/2컵	16	0.2	0.8	3.5
채소	오이 1/2컵	7	0.1	0.3	1.3
고도 불포화 지방	무지방 이탤리언 드레싱 2큰술	13	0.3	0.3	2.5
채소	잘게 썬 적양배추 1컵(43g)	13	0	0.5	3
과일	귤 77g	40	0.2	0.6	10.1

만들기: 모든 재료를 섞어 샐러드를 만든다.

∟ 식사 7회 **총 1846.5칼로리**
 지방 27.6g, 단백질 166.3g, 탄수화물 225.4g

7day

식사 #1

음식		칼로리	지방(g)	단백질(g)	탄수화물(g)
전분	롤드 오트 1/4컵	152	2.7	6.6	25.9
과일	블루베리 68g	39	0.2	0.5	9.9
저단백질	달걀흰자 5개 분량	86	0.3	18	0
채소	피망 3큰술	6	0.1	0.2	1.3
채소	깍둑썰기한 토마토 1/4컵	7	0.1	0.3	1.5
채소	양파 28g	10	0	0	2
기타	끓는 물 3/4컵				

만들기: 중간 불로 달군 팬에 달걀흰자, 피망, 토마토, 양파를 넣고 익힌다. 다른 접시에 오트와 끓는 물을 섞어 원하는 농도로 만들고 블루베리를 얹는다.

식사 #2

음식		칼로리	지방(g)	단백질(g)	탄수화물(g)
전분 포함 채소	녹두 1컵	160	0	0.3	19.5
과일	체리 170g	107	0.3	1.8	27.2

식사 #3

음식		칼로리	지방(g)	단백질(g)	탄수화물(g)
저단백질	참치 캔 113g	122	1.2	26.5	0
채소	잘게 찢은 상추 2컵	32	0.6	6	2.4
전분 포함 채소	익힌 병아리콩 1/2컵	143	1.3	5.9	27.1
채소	다진 토마토 1/2컵	16	0.2	0.8	3.5
채소	오이 1/2컵	7	0.1	0.3	1.3
채소	다진 적양파 28g	12	0.1	0.3	2.9
고도 불포화 지방	무지방 이탤리언 드레싱 2큰술	13	0.3	0.3	2.5

만들기: 모든 재료를 섞어 샐러드를 만든다.

식사 #4

음식		칼로리	지방(g)	단백질(g)	탄수화물(g)
저단백질	유청 단백질 드링크 2스쿱	220	1.5	44	1
단일 불포화 지방	자연산 저지방 땅콩버터 1큰술	100	6	4.5	6
과일	포도 1컵	104	0.3	1.1	27.3

식사 #5

음식		칼로리	지방(g)	단백질(g)	탄수화물(g)
저단백질	대구 113g	127	1	27.5	0
채소	방울다다기양배추 1컵	56	0.8	4	11.1
전분 포함 채소	애호박 1⅓컵	30	0.4	2.3	6.3
전분	현미밥 3/4컵	162	1.3	3.8	33.6

만들기: 대구를 채소와 함께 구워 밥 위에 얹어 먹는다.

ㄴ, 식사 5회 **총 1711칼로리**
    지방 18.8g, 단백질 155g, 탄수화물 212.3g

심장을 건강하게
도와주는 식단

　심장 건강에 도움 되는 저당·채식 식단은 가장 마지막에 시도해볼 수 있다. 이 식단에서 유일하게 허용되는 좋은 지방은 생선 기름 캡슐이다. 가금류, 어류, 견과류는 정말 먹고 싶을 때 아주 조금만 먹어야 한다. 이 식이요법은 결코 초보자를 위한 것이 아니다. 철저한 연구에 바탕을 둔 이 식이요법은 혈관 형성술이나 스텐트 시술, 관상동맥 회로 이식술 등을 받은 사람에게 가장 좋다. 중요한 연구 자료에 따르면 이런 종류의 식이요법은 플라크 생성과 혈관 질병을 역전시킬 수 있다고 한다.

　베지테리언에는 여러 종류가 있다. 채소만 먹고 동물성 식품은 전혀 먹지 않는 비건(vegan), 채소와 달걀을 포함한 유제품을 먹는 오보 락토 베지테리언(ovo-lacto vegetarian), 달걀은 먹지 않는 락토 베지테리언(lacto-vegetarian), 채소와 어류나 가금류를 먹는 베지테리언 등이 있다. 이 중에서 완전한 채식만이(지방을 10% 이하로 섭취할 경우) 심장병을 역전시킬 수 있다. 지난 3년간의 연구 결과를 보면 채식을 실천하면 심장 기능과 혈관 반응성이 향상되고 혈압은 낮아지며 혈당 지수와 좋은 콜레스테롤 지수가 안정되고 몸매도 날씬해진다는 것을 알 수 있다.

　채식주의자가 이 식이요법으로 질 좋은 단백질을 충분히 얻으려면 아미노산을 보충할 수 있는 다양한 종류의 채소를 먹어야 한다. 곡물과 콩류를 섞어 먹는 것이 최선의 방법이라 할 수 있는데 곡물과 콩은 우리 몸에 꼭 필요한 필수아미노산을 모두 함유하고 있기 때문이다. 필수아미노산을 모두 함유한 두부 역시 질 좋은 식물성 단백질을 제공해주는 음식이다. 두부에는 또한 피토케미컬이 들어 있어 심장병과 암을 예방하기도 한다. 견과류 역시 지방이 많기는 하지만 훌륭한 단백질 공급원이다.

누구에게나 적용되는 심장 건강 식단 프로그램

심장 건강 식단 프로그램은 하루에 서너 시간 간격으로 5~6끼를 먹는다. 여기에 소개한 식단은 찌거나 굽거나 기름을 약간 두르고 재빨리 볶는 등의 조리법으로 쉽게 요리할 수 있다. 이 장 마지막에 몇 가지 레시피를 실었으니 일주일에 한 번 정도 요리해서 아래의 식단을 대체할 수 있다.

1 day

식사 #1

음식		칼로리	지방(g)	단백질(g)	탄수화물(g)
저단백질	저지방 두부 142g	152	3.4	20.3	10.1
채소	양파 28g	12	0.1	0.3	2.9
채소	셀러리 28g	4	0.1	0.2	1
과일	블루베리 142g	81	0.4	1	20.6

만들기: 냄비에 두부, 양파, 셀러리를 함께 넣고 익힌다.

식사 #2

음식		칼로리	지방(g)	단백질(g)	탄수화물(g)
채소	셀러리 2대	5	0.1	2	1.2
채소	베이비 당근 큰 것 10개	53	0.2	1	12.3
저단백질	유청 단백질 드링크 1스쿱	110	0.75	22	0.5
과일	배 큰 것(210g) 1개	121	0.8	0.8	32.4

식사 #3

음식		칼로리	지방(g)	단백질(g)	탄수화물(g)
고지방 전분 음식	후무스(병아리콩을 삶아 곱게 간 뒤 참기름으로 조미한 것) 1큰술	50	3	1	5
채소	베이비 당근 85g	30	0.1	0.5	7
채소	슬라이스한 오이 1컵	14	0.2	0.7	2.6
전분	통밀 피타 빵 중간 크기(57g) 1개	151	1.5	5.6	31.2
과일	포도 1컵	104	0.3	1.1	27.3

식사 #4

음식		칼로리	지방(g)	단백질(g)	탄수화물(g)
채소	그린 샐러드 믹스 3컵	20	0	1	3
채소	토마토 1/2컵	16	0.2	0.8	3.5
채소	오이 1/2컵	7	0.1	0.3	1.3
채소	피망 3큰술	6	0.1	0.2	1.3
저단백질	소이 모차렐라 28g	63	3	7	2
채소	다진 적양파 28g	12	0.1	0.3	2.9
과일	라즈베리 1/2컵	32	0.4	0.7	7.3
고도 불포화 지방	라즈베리 비네그레트 2큰술	60	3	0	8

만들기: 모든 재료를 섞어 샐러드를 만든다.

식사 #5

음식		칼로리	지방(g)	단백질(g)	탄수화물(g)
저단백질	밀고기 170g	180	2	36	6
채소	수증기로 찐 배추 1½컵	14	0.2	1.6	2.3
전분 포함 채소	베이비 옥수수 85g	45	0	8	3
채소	완두콩 1컵	41	0.2	2.7	7.4
채소	베이비 당근 85g	30	0.1	0.5	7
기타	저나트륨 간장 2큰술	6	0.1	0.5	0.9

만들기: 모든 재료를 팬에 넣고 완전히 익을 때까지 재빨리 볶는다.

식사 #6

음식		칼로리	지방(g)	단백질(g)	탄수화물(g)
저단백질	유청 단백질 드링크 2스쿱	220	1.5	44	1
과일	사과 큰 것(224g) 1개	116	0.4	0.6	30.8

└ 식사 6회 **총 1753칼로리**
　지방 22.35g, 단백질 160.7g, 탄수화물 241.8g

2 day

식사 #1

음식		칼로리	지방(g)	단백질(g)	탄수화물(g)
저단백질	에그 비터스 1컵	120	0	24	4
채소	토마토 1/2컵	16	0.2	0.8	3.5
채소	다진 적양파 28g	12	0.1	0.3	2.9
채소	실란트로 1/4컵(28g)	1	0.1	0.1	0.1
전분	롤드 오트 1/4컵	152	2.7	6.6	25.9
과일	블루베리 28g	16	0.1	0.2	4.1
중지방 단백질	두유 1/2컵	50	2	3.5	4

만들기: 중간 불로 달군 팬에 에그 비터스, 토마토, 양파, 실란트로를 넣고 익힌다. 다른 접시에 두유로 만든 오트밀을 담고 블루베리를 얹어 먹는다.

식사 #2

음식		칼로리	지방(g)	단백질(g)	탄수화물(g)
저단백질	단백질 바 1개	240	7	18	26
과일	딸기 1½컵	69	0.6	1.4	16.6

식사 #3

음식		칼로리	지방(g)	단백질(g)	탄수화물(g)
저단백질	구운 저지방 두부 142g	152	3.4	20.3	10.1

채소	구운 마늘 1큰술	13	0.1	0.5	2.8
채소	구운 홍고추 43g	11	0.1	0.4	2.6
과일	사과 중간 크기(181g) 1개	95	0.4	0.5	25.1

만들기: 두부, 마늘, 홍고추를 팬에 넣고 완전히 익을 때까지 볶는다.

식사 #4

음식		칼로리	지방(g)	단백질(g)	탄수화물(g)
수프/전분	케일 수프* 1½컵	102	2	3	18
전분	현미밥 3/4컵	162	1.3	3.8	33.6
저단백질	익힌 밀고기 170g	180	2	36	6

*케일 수프 만드는 법 137쪽 참고

식사 #5

음식		칼로리	지방(g)	단백질(g)	탄수화물(g)
저단백질	달걀흰자 완숙 6개 분량	102	0.6	21.6	1.2
채소	양파 28g	10	0	0	2
채소	토마토 1/4컵	7	0.1	0.3	1.5
채소	홍고추 28g	7.5	0.1	0.3	1.7

식사 #6

음식		칼로리	지방(g)	단백질(g)	탄수화물(g)
전분 포함 채소	팥 1/2컵	147	0.2	8.6	28.5
채소	다진 마늘 1큰술	4	0.1	0.2	0.9
채소	골파 1큰술	4	0.1	0.1	1
채소	강판에 간 당근 51g	21	0.1	0.5	4.8
채소	다진 생강 1큰술	2	0.1	0.1	0.4
채소	수증기에 찐 케일 1컵	34	0.5	2.2	6.7

만들기: 모든 재료를 팬에 넣고 케일이 완전히 숨 죽을 때까지 익힌다.

└ 식사 6회 **총 1729.5칼로리**
　　지방 24g, 단백질 152.8g, 탄수화물 153.3g

3 day

식사 #1

음식		칼로리	지방(g)	단백질(g)	탄수화물(g)
저단백질	유청 단백질 드링크 2스쿱	220	1.5	44	1
과일	바나나 중간 크기(119g) 1개	105	0.4	1.3	26.9

식사 #2

음식		칼로리	지방(g)	단백질(g)	탄수화물(g)
전분	통밀 피타 빵 57g	151	1.5	5.6	31.2
단일 불포화 지방	아보카도 1/2개	161	14.8	2	8.5
채소	토마토 1/4컵	7	0.1	0.3	1.5
채소	양파 28g	10	0	0	2
저단백질	밀고기 170g	180	2	36	6

식사 #3

음식		칼로리	지방(g)	단백질(g)	탄수화물(g)
채소	시금치 1컵	8	1.2	0.8	0.4
전분	굽거나 전자레인지에 익힌 얌 170g	197	0.2	2.5	46.9
전분 포함 채소	카넬리 콩(canelli bean) 통조림 1/2컵	110	0	8	20
채소	다진 양파 57g	20	0	0	4
기타	간장 1큰술	4	0.1	0.6	0.3

만들기: 모든 재료를 섞어 샐러드를 만든다.

식사 #4

음식		칼로리	지방(g)	단백질(g)	탄수화물(g)
저단백질	달걀흰자 완숙 4개 분량	68	0.4	14.4	0.8
채소	저나트륨 V8 주스 1캔(326g)	72	0	2.9	14.4

식사 #5

음식		칼로리	지방(g)	단백질(g)	탄수화물(g)
채소	잘게 자른 배추 2컵	18	0.3	2.1	3.1
전분	구운 쿠스쿠스 1컵	176	0.3	6	36.4
채소	살짝 찐 브로콜리 1컵	55	0.6	3.7	11.2
채소	선드라이드 토마토 28g	73	0.9	4	15.8
전분 포함 채소	팥 1/2컵	147	0.2	8.6	28.5

└ 식사 5회 **총 1782칼로리**
　지방 24.5g, 단백질 142.8g, 탄수화물 258.9g

4 day

식사 #1

음식		칼로리	지방(g)	단백질(g)	탄수화물(g)
전분	롤드 오트 1/4컵	152	2.7	6.6	25.9
저단백질	달걀흰자 3개 분량	51	0.2	10.8	0.7
과일	블루베리 1컵	83	0.4	1.1	21
기타	끓인 물 3/4컵				

만들기: 오트와 물을 섞어 원하는 농도를 맞추고 블루베리를 얹어 먹는다. 팬에 기름을 살짝 두르고 달걀흰자를 스크램블한다.

식사 #2

음식		칼로리	지방(g)	단백질(g)	탄수화물(g)
채소	셀러리 2대	5	0.1	2	1.2
단일 불포화 지방	자연산 저지방 땅콩버터 2큰술	200	12	9	12
저단백질	유청 단백질 드링크 2스쿱	220	1.5	44	1

식사 #3

음식		칼로리	지방(g)	단백질(g)	탄수화물(g)
수프/전분	케일 수프* 1½컵	102	2	3	18
저단백질	밀고기 85g	150	1	18	3
과일	복숭아 작은 크기 1개	31	0.2	0.7	7.8

*케일 수프 만드는 법 137쪽 참고

식사 #4

음식		칼로리	지방(g)	단백질(g)	탄수화물(g)
전분 포함 채소	검은콩 통조림 1컵	227	0.9	15.2	40.8
채소	다진 적양파 28g	12	0.1	0.3	2.9
채소	토마토 1/2컵	16	0.2	0.8	3.5
채소	양상추 잎 2컵	25	0	2	5

만들기: 팬에 모든 재료를 넣고 양상추 잎이 숨 죽을 때까지 익힌다.

식사 #5

음식		칼로리	지방(g)	단백질(g)	탄수화물(g)
채소	삶은 양배추 1½컵	50	0.9	2.3	10.1
전분	와일드 라이스 1¼컵	207	0.6	8.2	43.7
채소	콜리플라워 1½컵	38	0.2	3	8

식사 #6

음식		칼로리	지방(g)	단백질(g)	탄수화물(g)
채소	다진 물냉이 3컵	11	0.1	2.3	1.3

과일	말린 살구 28g	67	0.1	0.9	17.5
채소	잘게 자른 토마토 1/2컵	16	0.2	0.8	3.5
채소	오이 1/2컵	7	0.1	0.3	1.3
채소	다진 적양파 28g	12	0.1	0.3	2.9
저단백질	달걀흰자 완숙 4개 분량	68	0.4	14.2	0.8

└ 식사 6회 **총 1750칼로리**
　지방 24g, 단백질 145.8g, 탄수화물 231.9g

5 day

식사 #1

음식		칼로리	지방(g)	단백질(g)	탄수화물(g)
전분	말린 오트밀 1/2컵	152	2.7	6.6	25.9
과일	바나나 작은 것(102g) 1개	90	0.3	1.1	23
저단백질	달걀흰자 6개 분량	102	0.4	21.6	1.4
기타	끓는 물 1½컵				

만들기: 오트밀에 끓는 물을 넣고 전자레인지에서 강으로 3분간(또는 자신이 원하는 농도로) 익힌다. 오트밀 위에 얇게 썬 바나나를 올리고 달걀은 삶아서 흰자만 먹는다.

식사 #2

음식		칼로리	지방(g)	단백질(g)	탄수화물(g)
채소	셀러리 2대	5	0.1	2	1.2
과일	사과 중간 크기(약 181g) 1개	95	0.4	0.5	25.1
저단백질	유청 단백질 드링크 2스쿱	220	1.5	44	1

식사 #3

음식		칼로리	지방(g)	단백질(g)	탄수화물(g)
전분	현미밥 1컵	216	1.8	5	44.9
전분 포함 채소	검은콩 통조림 1/2컵	114	0.4	7.6	20.4

식사 #4

음식		칼로리	지방(g)	단백질(g)	탄수화물(g)
채소	다진 적양파 28g	12	0.1	0.3	2.9
채소	다진 오이피클 2큰술	40	0.2	0.1	10.5
채소	얇게 썬 오이 57g	7	0.1	0.3	1.2
채소	얇게 썬 토마토 28g	5	0.1	0.3	1.2
전분 포함 채소	살짝 삶은 콩나물 14g	9	0.1	0.9	1.7
전분	통곡물 식빵 토스트 2장	113.5	1.5	5	20
전분 포함 채소	풋콩 1/2컵	127	5.8	11.1	10

식사 #5

음식		칼로리	지방(g)	단백질(g)	탄수화물(g)
저단백질	유청 단백질 드링크 1스쿱	110	0.75	22	0.5

식사 #6

음식		칼로리	지방(g)	단백질(g)	탄수화물(g)
채소	구운 큰송이버섯 122g	42	1	4.9	1
채소	구운 아스파라거스 116g	26	2.9	2.9	4.9
채소	주키니호박 125g	40	0.5	3	0.5
채소	가지 85g	20	0.2	0.9	4.9
전분	구운 마 170g	197	0.2	2.5	46.9

└ 식사 6회 **총 1742.5칼로리**
  지방 20.9g, 단백질 142.6g, 탄수화물 249.1g

6day

식사 #1

음식		칼로리	지방(g)	단백질(g)	탄수화물(g)
저단백질	달걀흰자 6개 분량	102	0.4	21.6	1.4
채소	시금치 1컵	7	0.1	0.9	1.1
채소	토마토 1/4컵	7	0.1	0.3	1.5
채소	양파 1/4컵	12	0.1	0.3	2.9
과일	배 중간 것(99g) 1개	38	0.3	0.9	9.7
기타	올리브유				

만들기: 달군 팬에 올리브유를 두르고 달걀흰자, 시금치, 토마토, 양파를 넣고 완전히 익힌다.

식사 #2

음식		칼로리	지방(g)	단백질(g)	탄수화물(g)
저단백질	유청 단백질 드링크 2스쿱	220	1.5	44	1
채소	당근 122g	50	0.8	1.1	11.7
채소	콜리플라워 99g	25	0.1	2	5.3
고도 불포화 지방	저지방 랜치 드레싱 (마늘 맛이 나는 크림 드레싱) 2큰술	80	7	1	3

식사 #3

음식		칼로리	지방(g)	단백질(g)	탄수화물(g)
채소	삶은 케일 1컵	19	0.6	1	3.3
채소	양파 1큰술	4	0.1	0.1	1
수프/전분	야채 수프 1컵	15	0	0	3
전분 포함 채소	카넬리 콩 1/2컵	110	0	8	20
채소	슬라이스한 당근 1/2컵	25	0.1	0.6	6.1

만들기: 냄비에 모든 재료를 넣고 센 불에서 끓여 수프를 만든다.

식사 #4

음식		칼로리	지방(g)	단백질(g)	탄수화물(g)
전분 포함 채소	팥 1/2컵	147	0.1	8.6	28.5
채소	다진 마늘 1큰술	4	0.1	0.2	0.9
채소	골파 1큰술	4	0.1	0.1	1
채소	강판에 간 당근 51g	21	0.1	0.5	4.8
채소	다진 생강 1큰술	2	0.1	0.1	0.4
전분	현미밥 3/4컵	162	1.3	3.8	33.6
채소	케일 1컵	34	0.5	2.2	6.7

만들기: 팥, 마늘, 골파, 당근, 케일, 생강을 팬에 넣고 케일이 숨 죽을 때까지 익힌다.

식사 #5

음식		칼로리	지방(g)	단백질(g)	탄수화물(g)
채소	잘게 자른 배추 2컵	18	0.3	2.1	3.1
채소	살짝 찐 브로콜리 1컵	55	0.6	3.7	11.2
채소	선드라이드 토마토 28g	73	0.9	4	15.8

식사 #6

음식		칼로리	지방(g)	단백질(g)	탄수화물(g)
전분 포함 채소	구운 버터너트 호박 1컵	82	0.2	1.8	21.9
채소	구운 아스파라거스 줄기 8개(60g)	26	0.2	2.9	4.9
전분 포함 채소	흰콩 3/4컵	187	0.5	13.1	33.7

식사 #7

음식		칼로리	지방(g)	단백질(g)	탄수화물(g)
채소	그린 샐러드 믹스 3컵	20	0	1	3
채소	토마토 1/2컵	16	0.2	0.8	3.5
채소	오이 1/2컵	7	0.1	0.3	1.3

고도 불포화 지방	무지방 이탤리언 드레싱 2큰술	13	0.3	0.3	2.5
채소	잘게 썬 적양배추 1컵(43g)	13	0	0.5	3
저단백질	달걀흰자 4개 분량	68.5	0	14.4	0

만들기: 모든 재료를 섞어 샐러드를 만든다.

ㄴ. 식사 7회 **총 1666.5칼로리**
　지방 16.8g, 단백질 142.2g, 탄수화물 250.4g

7day

식사 #1

음식		칼로리	지방(g)	단백질(g)	탄수화물(g)
전분	롤드 오트 1/4컵	152	2.7	6.6	25.9
과일	블루베리 68g	39	0.2	0.5	9.9
저단백질	달걀흰자 5개 분량	86	0.3	18	0
채소	피망 3큰술	6	0.1	0.2	1.3
채소	깍둑썰기한 토마토 1/4컵	7	0.1	0.3	1.5
채소	양파 28g	10	0	0	2
기타	끓는 물 3/4컵				

만들기: 팬에 달걀흰자를 넣고 스크램블한 다음 피망, 토마토, 양파를 넣는다. 다른 접시에 오트와 끓는 물을 섞어 전자레인지에 넣고 강에서 3분간(또는 자신이 원하는 농도로) 익힌 다음 블루베리를 얹는다.

식사 #2

음식		칼로리	지방(g)	단백질(g)	탄수화물(g)
저단백질	유청 단백질 드링크 2스쿱	220	1.5	44	1
과일	체리 170g	107	0.3	1.8	27.2

식사 #3

음식		칼로리	지방(g)	단백질(g)	탄수화물(g)
채소	잘게 찢은 상추 2컵	32	0.6	6	2.4
전분 포함 채소	병아리콩 1/2컵	143	1.3	5.9	27.1
채소	잘게 썬 토마토 1/2컵	16	0.2	0.8	3.5
채소	오이 1/2컵	7	0.1	0.3	1.3
채소	다진 적양파 28g	12	0.1	0.3	2.9
고도 불포화 지방	무지방 이탤리언 드레싱 2큰술	13	0.3	0.3	2.5

만들기: 모든 재료를 섞어 샐러드를 만든다.

식사 #4

음식		칼로리	지방(g)	단백질(g)	탄수화물(g)
저단백질	유청 단백질 드링크 2스쿱	220	1.5	44	1
단일 불포화 지방	자연산 저지방 땅콩버터 1큰술	100	6	4.5	6
과일	포도 1컵	104	0.3	1.1	27.3

식사 #5

음식		칼로리	지방(g)	단백질(g)	탄수화물(g)
전분 포함 채소	동부 1컵	180	2	12	32
채소	다진 양파 28g	12	0.1	0.3	2.9
채소	청고추 57g	11	0.1	0.5	2.6
전분 포함 채소	애호박 1/2컵	30	0.4	2.3	6.3
전분	현미밥 2/3컵	210	1.26	4.56	46.3

└, 식사 5회 **총 1717 칼로리**
　　지방 19.46g, 단백질 154.26g, 탄수화물 232.9g

*유제품, 육류, 가금류, 어류, 달걀노른자 제외
*1,800칼로리를 기본으로 하는 식단(지방 10%, 단백질 35%, 탄수화물 55%)

도시락 준비하기

단백질은 근육 덩어리를 만들고 유지하는 데 꼭 필요한 영양소다. 그런데 하루를 바쁘게 살다 보면 좋은 단백질을 섭취하기가 쉽지 않다. 이제는 이 문제에 대해 다시 생각해봐야 한다. 아무리 바쁘더라도 건강한 식사를 할 수 있고 꼭 해야 한다는 사실을 명심해라.

가장 먼저 음식 담은 비닐을 밀봉할 수 있는 진공 실러(sealer)가 필요하다. 한꺼번에 많은 양의 음식을 사서 나눠 밀봉해두면 시간과 돈을 아낄 수 있다. 나 같은 경우 이렇게 만든 '단백질 팩'을 몇 개는 집에 보관하고, 몇 개는 병원에 들고 와서 냉장고에 넣어둔다. 그리고 먹을 때는 비닐을 조금 찢어 전자레인지에 2~3분간 데우고 1분 정도 기다렸다가 먹는다. 밥과 채소 또한 얼려서 이런 방식으로 팩을 만들어놓으면 균형 있는 식사를 빨리 준비할 수 있다. 단백질 1팩, 저당 탄수화물 1팩, 신선한 채소 1팩이면 건강한 식사로 완벽하다.

라이프 플랜 레시피

여기 소개한 간단한 레시피는 어떤 식사 요법에도 활용할 수 있다. BHD는 기본 건강 식단, FBD는 지방 연소 식단, HHD는 심장 건강 식단을 의미한다. 별다른 언급이 없으면 각 레시피는 한 끼용이며, 미리 많은 양을 준비하고 싶으면 두 배나 세 배로 양을 늘리면 된다.

아 침 용

신선한 허브를 곁들인 달걀흰자 오믈렛
(BHD, FBD, HHD)

재 료 달걀흰자 4개 분량과 물 2큰술, 다진 시금치 잎 1컵, 생 파슬리 묶음 1/2컵, 다진 바질 1큰술, 다진 골파 4큰술, 다진 차이브 2큰술, 다진 딜 1큰술

만 들 기
1 볼에 시금치, 파슬리, 바질, 골파, 차이브, 딜을 넣고 섞는다.
2 달걀흰자에 물을 넣고 거품이 날 때까지 젓는다.
3 ①과 ②를 섞어 가볍게 저은 다음 중약불로 데운 팬에 넣고 뚜껑을 덮는다.
4 달걀이 거의 다 익을 때까지 서서히 익히다가 스패츌러로 반으로 접어 좀 더 익힌다.

닥터 라이프가 좋아하는 아침 식사
(BHD, FBD, HHD)

재 료 얼음 4개, 무지방 하프 앤드 하프(half & half) 1/2컵, 차가운 커피 2/3컵, 초콜릿 단백질 파우더 1½스쿱, 15cm 길이 바나나 1개

만 들 기
모든 재료를 블렌더에 넣고 1~2분간 섞는다. 나는 보통 첫 식사로 이것을 먹고 저항력 운동을 한 뒤에도 먹는다.

닥터 라이프
팬케이크
(BHD, FBD, HHD)

재 료 내추럴 오트밀 1/2컵, 달걀흰자 1컵, 무설탕 메이플 시럽 1큰술

만 들 기

모든 재료를 블렌더에 넣고 섞어 팬에 굽는다.

점 심 용

케일 수프
(BHD, FBD, HHD)

한꺼번에 많이 만들어 냉장고에 넣어두거나 좀 더 오래 보관하고 싶으면 냉동시킨다.

재 료 100% 무지방·저나트륨 쇠고기 또는 채소 수프 통조림 2개(약 1360g), 큰 양파 다진 것, 다진 마늘 4~6개 분량, 다진 홍고추 1½큰술, 카넬리 빈 통조림(물기 빼서 씻은 것) 2개, 기둥 부분을 잘라낸 케일 약 907g

만 들 기

1. 큰 냄비에 쇠고기 또는 채소 수프 1/4컵을 붓고 양파를 넣어 재빨리 볶는다.
2. 여기에 남은 수프와 마늘, 홍고추를 넣은 다음 카넬리 빈과 케일을 넣고 끓이다가 끓기 시작하면 저으면서 불을 줄인다.
3. 케일이 부드러워질 때까지 3~4분간 충분히 익힌다.

아스파라거스를
곁들인
구운 호박
(BHD, FBD, HHD)

재 료 주키니호박 큰 것 1개, 애호박 큰 것 1개, 아스파라거스 약 453g, 적양파 중간 크기 1개, 바질 1묶음, 다진 홍고추 약간

만 들 기

1. 주키니호박과 애호박은 깨끗이 씻어 약 0.6cm 두께로 비스듬히 썰고, 아스파라거스는 5cm 두께로 비스듬히 썬다. 양파는 얇게 슬라이스한다.
2. 채소를 모두 섞고 다진 홍고추를 뿌린 다음 바질을 넣는다.

3 그릇에 모든 재료를 넣고 재료가 부드러워질 때까지 저으면서 15~20분간 굽는다.

레몬과 딜을 곁들인 닭 가슴살
(BHD, FBD, HHD)

이 요리는 한꺼번에 2~3배 미리 만들어 먹을 만큼 덜고 나머지는 냉동실에 얼려도 된다.

재 료 닭 가슴살 순살 4조각(170g), 파프리카 가루 1작은술, 반으로 자른 레몬 1개, 딜 작은 것 8개, 케이퍼 4큰술(나트륨을 줄이기 위해 물에 씻는다)

만 들 기

1 깨끗이 씻은 닭 가슴살에 파프리카 가루를 뿌리고 레몬 1/2개의 즙을 뿌린다.
2 알루미늄 포일에 닭 가슴살을 놓고 오븐에 연한 갈색이 나도록 6~8분간 굽는다.
3 닭 가슴살을 뒤집어 다시 6~8분간 굽는다.
4 닭 가슴살을 오븐에서 꺼내 앞뒤로 딜을 놓고 그 위에 레몬 슬라이스를 2~3조각 올린 다음 케이퍼 1큰술을 올린다.
5 다시 오븐에 넣고 1~2분간 굽는다.

저 녁 용

참깨와 마늘로
양념한
연어 요리
(BHD, FBD, HHD)

재　료 자연산 알래스카 연어 170g, 시판 참깨마늘소스 1/2큰술, 시판 시즈닝 1큰술

만 들 기
1 연어에 참깨마늘소스와 시즈닝을 뿌려 비닐 팩에 넣고 진공 실러로 밀봉해서 냉동실에 넣어 얼린다.
2 먹을 때 꺼내서 오븐에 넣어 익힌다. 전자레인지에 익힐 때는 비닐 팩 가장자리를 조금 잘라내고 강에서 2분간 익힌 다음 뒤집어서 다시 2분간 익힌다. 전자레인지에 따라 시간을 좀 더 늘려야 할 수도 있다.

속을 채워 구운
연어 필레
(BHD, FBD, HHD)

이 요리는 한꺼번에 2~3배 미리 만들어 먹을 만큼 덜고 나머지는 냉동실에 얼려도 된다.

재　료 자연산 연어 170g 덩어리 6개, 어린 시금치 4~6컵, 작게 조각 낸 마름 열매 1/2컵, 슬라이스한 마늘 4개 분량, 슬라이스한 화이트 버섯 1컵, 올리브유 쿠킹 스프레이·후춧가루 약간

만 들 기
1 오븐을 400℃로 예열한다.
2 시금치, 마름, 마늘, 버섯을 볼에 넣어 섞는다.
3 베이킹 용기에 올리브유 쿠킹 스프레이를 약간 뿌리고 연어를 올린다.
4 ②에서 채소 섞은 것을 골고루 나눠 각각의 연어 위에 올린 다음 연어를 돌돌 말아 마지막 말린 부분이 아래로 가도록 한다.
5 연어 위에 후춧가루를 원하는 만큼 뿌리고 오븐에 8~10분간 익힌다. 오븐에 따라 시간을 좀 더 늘려야 할 수도 있다.

틸라피아 필레
(BHD, FBD, HHD)

이 요리는 한꺼번에 2~3배 만들어 먹을 만큼 덜고 나머지는 냉동실에 얼려도 된다.

재 료 틸라피아 170g 덩어리 1개, 무지방 마요네즈 1큰술, 레몬주스 약간, 딜 2개, 후춧가루 약간

만 들 기
1 찜기에 물을 8cm 정도 채우고 찜판에 틸라피아를 올린다.
2 틸라피아에 요리용 붓으로 마요네즈를 골고루 바르고 레몬주스를 뿌린 다음 딜을 올리고 후춧가루를 뿌린다.
3 뚜껑을 덮고 강한 불에서 끓인다. 수증기가 올라오기 시작하면 중간 불로 줄이고 생선 살이 익을 때까지 20분간 더 찐다.

간 식 용

초콜릿 바나나 단백질 셰이크
(BHD, FBD, HHD)

재 료 (초콜릿) 라이프 플랜 셰이크 2스쿱, 물 227g, 얼음 4개, 바나나 1개

만 들 기
모든 재료를 블렌더에 넣고 강에서 30초간 섞는다.

자연산 땅콩버터를 곁들인 사과 슬라이스
(BHD, FBD)

재 료 사과 중간 크기 1개, 자연산 땅콩버터 1큰술

만 들 기
1 깨끗이 씻은 사과를 슬라이스한다.
2 사과 슬라이스에 땅콩버터를 곁들여 먹는다. 자연산 땅콩버터에는 설탕이나 소금이 첨가되어 있지 않다. 땅콩 간 것만으로 만든 자연산 땅콩버터는 반드시 냉장고에 보관해야 한다.

소금＋
적당한 양은?

사람들은 대부분 소금을 얼마나 많이 먹는지에 대해서 그다지 걱정하지 않는다. 20%의 사람들이 염분 민감성 체질인데 이런 사람은 소금을 섭취하면 소비하고 남은 양이 몸에 그대로 남아 혈당량을 증가시키고, 이는 다시 심장이 해야 할 일을 늘리고 혈압도 높일 수 있다. 염분 민감성 체질이 아니고 고혈압 가족력이 없다면 요리할 때 소금을 사용하거나 나트륨이 함유된 식품을 구입해도 좋다. 단, 적절히 조절하면서 말이다. 그렇지만 사람들 대부분이 소금을 너무 많이 먹는다는 점을 명심해야 한다. 소금의 양을 줄이면 음식 맛을 더 잘 느낄 수 있고 가공식품이나 패스트푸드를 먹고 싶은 마음도 줄어들 것이다.

한국인의 입맛을 고려한 저칼로리 일주일 특별 식단

다음은 닥터 라이프의 식사 프로그램의 원칙을 지키면서 한국인의 식생활을 고려해 제안한 1000~1600kcal 저칼로리 일주일 식사 프로그램이다. 닥터 라이프의 서구식 식사 프로그램에 바로 돌입하기에 어려움이 있는 사람이라면, 먼저 이 식단을 활용해 보는 것도 좋은 방법이다.

1day 1000kcal 1weeks

월요일

아침	북어죽(쌀 30g, 북어 15g), 통도라지무침(통도라지 50g, 참기름 약간), 물김치 70g, 저지방 우유 200ml
점심	보리밥 2/3공기, 홍합탕(홍합 7개, 실파 20g), 미나리강회(미나리 30g, 쇠고기 20g), 채소스틱(오이·당근·셀러리 100g), 배추김치 30g
저녁	감자샐러드(감자 130g, 오이·양파·양배추 100g, 브로콜리 30g, 달걀 25g, 햄 20g, 마요네즈 1작은술), 녹차 1잔
간식	귤 100g

화요일

아침	바게트 2조각, 햄구이(햄 40g), 양상추샐러드(양상추·오이·당근·셀러리 100g), 간장 소스 약간, 플레인 요구르트 100ml
점심	보리밥 2/3공기, 미역국(마른 미역 5g), 은대구그릴구이(은대구 50g), 취나물무침(취 70g, 참기름 약간), 연근초조림(연근 30g), 배추김치 30g
저녁	곤약잡채밥(콩밥 1/3공기, 실곤약 70g, 쇠고기 40g, 표고버섯·시금치·당근·양파 100g, 식용유 1작은술), 콩나물국(콩나물 50g), 깍두기 30g
간식	토마토 250g

수요일

아침	쇠고기주먹밥(쌀밥 1/3공기, 쇠고기 40g), 브로콜리콜리플라워무침(콜리플라워 30g, 브로콜리 40g, 마늘·올리브 오일 약간씩), 배추김치 30g, 저지방 우유 200ml
점심	현미밥 2/3공기, 무국(무 50g), 연두부조림(연두부 150g), 두릅나물(두릅 50g, 참기름 약간), 다시마조림(다시마 10g), 열무김치 30g
저녁	감자밥(감자 70g, 쌀밥 30g), 콩나물국(콩나물 50g), 삼치그릴구이(삼치 50g), 양념장을 곁들인 우무(우무 100g, 양념장 약간), 배추김치 30g
간식	사과 100g

목요일

아침	새우죽(새우 50g 쌀 30g), 모듬채소무침(양상추·오이·치커리·그린비타민·알팔파 100g), 물김치 70g, 두유 200ml
점심	보리밥 2/3공기, 된장찌개(호박·양파·풋고추 70g), 미더덕찜(미더덕 200g, 콩나물 70g), 김구이 1장, 배추김치 30g
저녁	완두밥 1/3공기, 시금칫국(시금치 50g), 닭살겨자채(닭살 40g, 당근·오이·양파·셀러리 70g), 깻잎나물(깻잎 70g), 배추김치 50g
간식	배 100g

금요일

아침	감자채볶음(감자 130g, 당근·양파·피망 70g), 달걀반숙 1개, 저지방우유 200ml
점심	강낭콩밥 2/3공기, 배춧국(배추 50g), 불고기(쇠고기 40g, 양파 30g), 상추쌈(상추 70g), 무생채(무 70g), 배추김치 30g
저녁	현미 1/3공기, 버섯국(표고버섯·팽이버섯·느타리버섯 60g), 대구살그릴구이(대구 50g), 천사채무침(천사채 100g), 배추김치 30g
간식	포도 100g

토요일

아침	오픈샌드위치(통밀빵 1조각, 양상추·양파·피망·오이피클 60g, 닭고기(껍질 벗긴 것) 40g), 채소주스 200ml, 두유 200ml
점심	보리밥 2/3공기, 아욱국(아욱 50g), 쇠고기마늘구이(쇠고기 40g, 마늘·양파·양송이버섯 70g, 식용유 약간), 시금치고추장무침(시금치 70g, 참기름 약간), 배추김치 30g

저녁	무콩나물밥(밥 1/3공기, 무 70g, 콩나물 50g, 양념장 약간), 열무된장국(열무 50g), 달걀말이(달걀 1개), 해초무침(해초 70g), 배추김치 30g
간식	사과 100g

일요일

아침	떡꼬치구이(가래떡 50g, 쇠고기 40g, 양송이버섯·피망·붉은 피망 70g), 부추셀러리무침(부추·셀러리 70g), 저지방 우유 200ml
점심	차조밥 2/3공기, 콩나물조갯국(콩나물 50g, 조개 국물), 낙지채소볶음(낙지 100g 양파·호박·양배추 70g, 식용유 약간), 곤약조림(곤약 70g), 열무김치 30g
저녁	수수밥 1/3공기, 팽이버섯일본된장국(팽이버섯 50g), 두부샐러드(두부 80g, 양상추·오이·양파·피망·붉은 피망·래디시·무순 100g, 마늘 소스 약간), 가지나물(가지 70g), 배추김치 30g
간식	토마토 250g

1day 1200kcal 1weeks

월요일

아침	채소고기죽(쌀 30g, 당근·호박·양파 50g, 쇠고기 40g), 브로콜리무침(브로콜리 70g), 물김치 70g, 저지방 우유 200ml
점심	보리밥 2/3공기, 된장찌개(호박·양파·풋고추 50g), 갈치조림(갈치 50g), 비름나물(비름 70g, 참기름 약간), 배추김치 30g
저녁	현미밥 2/3공기, 콩나물국(콩나물 50g), 닭불고기(닭고기(껍질 벗긴 것) 40g, 양파 20g, 식용유·간장 양념 약간씩), 부추오이무침(부추·오이 70g, 참기름 약간), 총각김치 30g
간식	사과 100g

화요일

아침	토스트(식빵 1장), 수란(달걀 1개), 양배추샐러드(양배추 30g, 붉은 양배추 30g, 당근 10g, 마요네즈 1작은술), 두유 200ml
점심	차조밥 2/3공기, 동태찌개(동태 50g, 두부 80g, 무·호박 70g), 파래무침(파래·무 70g), 콩나물무침(콩나물 70g), 배추김치 30g

저녁	완두밥 2/3공기, 시금치조갯국(시금치 50g, 조개 국물), 두부부침(두부 80g, 식용유 약간), 숙주미나리나물(숙주·미나리 70g, 참기름 약간), 배추김치 30g
간식	귤 100g

수요일

아침	꽃빵 1개, 쇠고기부추볶음(쇠고기 40g, 부추·양파·피망 70g, 식용유 1/2작은술), 저지방 우유 200ml
점심	쇠고기국밥(보리밥 2/3공기, 쇠고기 40g, 우거지 50g, 무 30g, 대파 10g), 가지나물(가지 70g, 참기름 약간), 깍두기 30g
저녁	콩밥 2/3공기, 미역국(마른 미역 5g), 가자미그릴구이(가자미 50g), 우무오이무침(우무·오이 100g, 참기름 약간), 시금치나물(시금치 70g, 참기름 약간), 열무김치 30g
간식	단감 80g

목요일

아침	인절미 50g, 쇠고기완자찜(쇠고기 40g, 양파·당근 10g, 참기름 약간), 양상추무침(양상추 70g, 오이 20g, 무순 3g, 참기름 약간), 물김치 70g, 두유 200ml
점심	보리밥 2/3공기, 열무된장국(열무 50g), 굴무침(굴 140g, 무·미나리 70g), 호박새우젓볶음(호박 70g, 참기름 약간), 백김치 30g
저녁	쑥쌀밥 2/3공기, 무채국(무 70g, 참기름 약간), 고등어무조림(고등어 50g, 무 30g), 오이나물(오이 70g, 참기름 약간), 배추김치 30g
간식	배 100g

금요일

아침	보리밥 1/3공기, 북어콩나물국(북어포 15g, 콩나물 70g), 참나물무침(참나물 70g, 참기름 약간), 배추김치 50g, 플레인 요구르트 100ml
점심	보리밥 2/3공기, 아욱국(아욱 50g), 닭다리구이(닭다리(껍질 벗긴 것) 80g), 부추셀러리무침(부추·셀러리 70g), 배추김치 30g
저녁	강낭콩밥 2/3공기, 배추사골국(배추 50g), 버섯불고기(표고버섯·느타리버섯 60g, 쇠고기 40g, 양파 20g, 참기름 약간, 식용유 1/2작은술), 상추무침(상추 70g), 열무김치 30g
간식	단감 80g

토요일

아침	삶은 감자 130g, 채소스크램블(달걀 1개, 느타리버섯·양파·피망·붉은 피망 70g), 식용유 1작은술, 채소스틱(오이·당근·셀러리 100g), 저지방 우유 200ml
점심	쌀밥 2/3공기, 해물된장찌개(새우·오징어 50g, 호박·양파·풋고추 50g), 쑥갓나물(쑥갓 70g, 참기름 약간), 삼치그릴구이(삼치 50g), 배추김치 30g
저녁	현미밥 2/3공기, 김치콩나물국(배추김치 30g, 콩나물 50g), 두부냉채(두부 80g, 오이·양파·셀러리 70g), 실파김무침(실파 70g, 김 2g), 깍두기 30g
간식	파인애플 100g

일요일

아침	해물샐러드(오징어·새우 50g, 양상추·오이·당근·브로콜리·붉은 피망·방울토마토 100g, 발사믹 드레싱 약간), 모닝빵 1개, 두유 200ml
점심	비빔밥(콩밥 2/3공기, 호박·콩나물·도라지·고사리·시금치 100g, 쇠고기 20g, 참기름 약간), 무다시맛국(무 50g, 다시마 1g), 갈치그릴구이(갈치 50g), 백김치 30g
저녁	바지락칼국수(소면 80g, 바지락 70g, 호박·양파 70g), 배추김치 70g
간식	딸기 150g

1day 1400kcal 1weeks

월요일

아침	콩밥 2/3공기, 미역국(마른 미역 5g), 병어조림(병어 50g), 호박나물(호박 70g, 참기름 약간), 배추김치 30g, 저지방 우유 200ml
점심	현미밥 1공기, 근댓국(근대 50g), 스테이크볶음(쇠고기 80g, 양파·피망·양송이버섯 70g, 식용유 약간), 양상추오이무침(양상추·오이 70g, 참기름 약간), 배추김치 50g
저녁	차조밥 2/3공기, 뭇국(무 50g), 연두부조림(연두부 150g), 김구이 1장, 열무된장무침(열무 70g, 참기름 약간), 깍두기 30g
간식	사과 100g

화요일

아침	새우죽(쌀 60g, 새우 30g, 양파 · 당근 · 실파 25g, 참기름 1/2작은술), 쇠고기장조림(쇠고기 20g), 쑥갓나물(쑥갓 70g, 참기름 약간), 물김치 70g, 두유 200ml
점심	잔치국수(소면 90g, 호박 · 양파 · 당근 60g, 쇠고기 20g, 달걀 20g, 식용유 1작은술, 김 약간), 굴무침(굴 70g, 달걀 10g, 식용유 1작은술), 섞박지 50g
저녁	보리밥 2/3공기, 콩나물국(콩나물 50g), 꽁치대파그릴구이(꽁치 50g, 대파 30g), 도라지생채(도라지 50g, 참기름 약간), 곤약조림(곤약 70g), 배추김치 50g
간식	토마토 250g

수요일

아침	모닝빵 2개, 달걀반숙 1개, 모둠채소샐러드(오이 · 그린비타민 · 무순 · 크레송 · 알팔파 100g, 간장 소스 약간), 저지방 우유 200ml
점심	콩밥 1공기, 닭백숙(닭(껍질 벗긴 것) 80g), 상추오이무침(상추 · 오이 100g, 참기름 약간), 섞박지 70g
저녁	쌀밥 2/3공기, 오징어찌개(오징어 50g, 호박 · 양파 · 무 50g), 표고버섯삼색채(표고버섯 50g, 양파 · 피망 · 붉은 피망 50g, 식용유 약간), 숙주나물(숙주 70g, 참기름 약간), 총각김치 30g
간식	수박 250g

목요일

아침	조밥 2/3공기, 육개장(쇠고기 40g, 숙주 · 대파 · 고사리 70g, 참기름 1/2작은술), 섞박지 30g, 플레인 요구르트 100ml
점심	팥밥 1공기, 시금칫국(시금치 50g), 연근전(연근 30g, 달걀 10g), 실파무침(실파 50g), 배추김치 30g
저녁	보리밥 2/3공기, 콩나물국(콩나물 50g), 달걀장조림(달걀 1개; 꽈리고추 30g), 고구마순나물(고구마순 70g), 배추김치 50g
간식	귤 100g

금요일

아침	토스트(보리식빵) 2장, 햄버그스테이크(쇠고기 40g, 양파 10g, 식용유 1/2작은술), 양상추토마토샐러드(양상추 50g, 토마토 30g, 간장 소스 약간), 두유 200ml

점심	회덮밥(쌀밥 1공기, 참치 100g, 오이 · 쑥갓 · 양배추 100g), 미역미소된장국(마른 미역 3g), 백김치 50g
저녁	현미밥 2/3공기, 순두부찌개(순두부 200g), 양송이꼬치구이(양송이 · 버섯 · 피망 70g), 시금치나물(시금치 70g, 참기름 약간), 배추김치 30g
간식	배 100g

토요일

아침	해물덮밥(보리밥 120g, 새우 · 오징어 50g, 죽순 · 양파 · 표고버섯 · 배추 · 당근 100g, 녹말가루 약간, 식용유 1작은술), 배추김치 30g, 저지방 우유 200ml
점심	흑미밥 1공기, 냉잇국(냉이 50g), 삶은 돼지고기(돼지고기(살코기) 80g), 상추쌈(상추 70g), 무미나리생채(무 · 미나리 70g), 배추김치 50g
저녁	콩밥 2/3공기, 명란찌개(명란 50g, 무 · 호박 50g), 가지오이볶음(가지 · 오이 70g, 식용유 약간), 쑥갓나물(쑥갓 70g, 참기름 약간), 총각김치 30g
간식	키위 100g

일요일

아침	떡국(떡 100g, 쇠고기 20g, 달걀 25g, 김 약간), 미나리나물(미나리 70g, 참기름 약간), 나박김치 70g, 두유 200ml
점심	쌀밥 1공기, 뭇국(무 50g), 너비아니구이(쇠고기 80g, 식용유 약간), 고비나물(고비 70g, 참기름 약간), 오이나물(오이 70g, 식용유 약간), 백김치 50g
저녁	메밀국수(메밀국수 110g, 무즙 · 실파 · 다시마 국물), 은대구조림(은대구 50g), 양배추부추무침(양배추 · 부추 70g), 파머리초절임 20g
간식	토마토 250g

1day 1600kcal 1weeks

월요일

아침	버섯덮밥(보리밥 2/3공기, 표고버섯 · 느타리버섯 · 팽이버섯 · 양송이버섯 · 양파 100g, 쇠고기 20g, 식용유 1작은술), 배추김치 30g, 플레인 요구르트 100ml

점심	보리밥 1공기, 호박잎된장국(호박잎 50g), 청어그릴구이(청어 100g), 꽈리고추조림(꽈리고추 50g), 취나물(취 70g), 배추김치 50g
저녁	열무비빔밥(쌀밥 1공기, 열무김치 · 오이 100g, 쇠고기 40g, 달걀 1개, 참기름 · 식용유 1작은술씩), 콩나물국(콩나물 50g), 백김치 50g
간식	수박 250g

화요일

아침	에그샌드위치(통밀식빵 2장, 달걀 스크램블 1개, 양상추 · 오이 · 당근 30g), 채소스틱(오이 · 당근 · 셀러리 70g), 오이피클 30g, 저지방 우유 200ml
점심	보리밥 1공기, 쇠고기뭇국(쇠고기 20g, 무 50g), 오징어불고기(오징어 70g, 양배추 · 양파 50g, 식용유 약간), 마늘종볶음(마늘종 50g, 식용유 약간), 연근초조림(연근 50g), 배추김치 50g
저녁	강낭콩밥 1공기, 배춧국(배추 50g), 닭찜(닭(껍질 벗긴 것) 80g, 양파 · 당근 · 피망 · 곤약 60g, 식용유 약간), 청경채겉절이(청경채 100g), 김구이 1장
간식	참외 120g

수요일

아침	팥밥 2/3공기, 뭇국(무 50g), 굴비구이(굴비 50g), 시금치나물(시금치 70g, 참기름 약간), 깍두기 50g, 플레인 요구르트 100ml
점심	완두밥 1공기, 북엇국(북어포 15g, 무 50g), 두부조림(두부 80g), 깻잎찜(깻잎 15g), 상추오이무침(상추 · 오이 70g, 참기름 약간), 배추김치 50g
저녁	보리밥 1공기, 미역오이냉국(마른 미역 3g, 오이 30g, 풋고추 5g), 고등어자반찜(고등어 50g), 보리새우마늘종볶음(보리새우 15g, 마늘종 50g), 파래무침(파래 70g), 열무김치 50g
간식	자두 80g

목요일

아침	닭죽(쌀 60g, 닭고기 40g), 실파김무침(실파 60g, 김 1/2장, 참기름 약간), 물김치 70g, 저지방 우유 200ml
점심	콩밥 1공기, 열무된장국(열무 70g), 쇠고기양념구이(쇠고기 80g, 껍질콩 30g, 식용유 1작은술), 노각생채(노각 70g), 브로콜리무침(브로콜리 70g), 배추김치 50g

저녁	차조밥 1공기, 호박새우젓찌개(호박·무 60g, 새우젓 국물 약간), 두부완자전(두부 65g, 달걀 10g, 식용유 1작은술), 멸치볶음(마른 멸치 15g), 열무된장무침(열무 70g, 참기름 약간), 배추김치 50g
간식	복숭아 100g

금요일

아침	쌀밥 2/3공기, 우거지사골국(우거지 70g), 두부조림(두부 80g), 호박나물(호박 70g, 참기름 약간), 열무김치 30g, 두유 200ml
점심	보리밥 1공기, 김칫국(배추김치 50g), 달걀찜(달걀 1개), 새우굴소스볶음(중하 50g, 청경채 30g, 표고버섯·양파 30g, 굴 소스·식용유 약간씩), 콩나물무침(콩나물 70g), 깍두기 50g
저녁	콩밥 1공기, 조개탕(모시조개 15개, 실파 30g), 사태찜(사태 60g, 무 50g), 돌나물(돌나물 70g, 참기름 약간), 도라지나물(도라지 50g, 식용유 약간), 배추김치 50g
간식	오렌지 100g

토요일

아침	바게트 4조각, 오믈렛(달걀 1개, 양송이버섯·양파·토마토 20g, 식용유 1작은술), 저지방 우유 200ml
점심	쌀밥 1공기, 근댓국(근대 50g), 배추김치 50g, 쇠고기죽순볶음(쇠고기 60g, 죽순 40g, 식용유 약간), 호박조갯살볶음(호박 70g, 조갯살 30g, 식용유 약간)
저녁	감자밥(감자 130g, 쌀밥 2/3공기), 된장찌개(두부 40g, 호박·양파 40g), 병어조림(병어 70g), 고춧잎나물(고춧잎 70g, 식용유 약간), 우무무침(우무 70g), 총각김치 50g
간식	방울토마토 200g

일요일

아침	아욱죽(쌀 60g, 아욱 50g, 된장 약간), 섭산적(쇠고기 40g, 참기름 1작은술), 오이무침(오이 70g), 물김치 70g, 두유 200ml
점심	칡냉면(칡냉면 40g, 쇠고기 40g, 달걀 25g, 무·오이 70g, 배 15g), 무초절임(무 70g)
저녁	콩밥 1공기, 꽃게탕(꽃게 1마리, 무·호박·쑥갓 80g), 머위나물(머위 70g), 오이나물(오이 70g), 배추김치 50g
간식	사과 100g

*위의 식단은 《비만 탈출 놀라운 밥상》(동아일보사)에서 제시하고 있는 맞춤 식단입니다.

< 흔들리지 않는 남자 라이프 플랜!

일일 음식 일지

이름 _____   날짜 _____   요일 _____

지침: _____   일일 칼로리 목표: _____   매끼당 칼로리: _____

식사 #1	먹은 음식	칼로리	단백질(g)	탄수화물(g)	지방(g)

시간: _____   공복도: _____   에너지 수치: _____   총: _____

식사 #2	먹은 음식	칼로리	단백질(g)	탄수화물(g)	지방(g)

시간: _____   공복도: _____   에너지 수치: _____   총: _____

식사 #3	먹은 음식	칼로리	단백질(g)	탄수화물(g)	지방(g)

시간: _____   공복도: _____   에너지 수치: _____   총: _____

식사 #4	먹은 음식	칼로리	단백질(g)	탄수화물(g)	지방(g)

시간: _____   공복도: _____   에너지 수치: _____   총: _____

식사 #5	먹은 음식	칼로리	단백질(g)	탄수화물(g)	지방(g)

시간: _____   공복도: _____   에너지 수치: _____   총: _____

식사 #6	먹은 음식	칼로리	단백질(g)	탄수화물(g)	지방(g)
시간:	공복도:		에너지 수치:		총:

하루 총 수분 섭취량(온스)				
하루 총 음식 섭취량	cal	g	g	g
하루 총 칼로리 섭취량		×4	×4	×9
다량 영양소로 섭취한 칼로리		cal	cal	cal
위의 수치/하루 총칼로리				
총칼로리의 백분율		%	%	%

닥터 라이프의
운동법을 실천하라

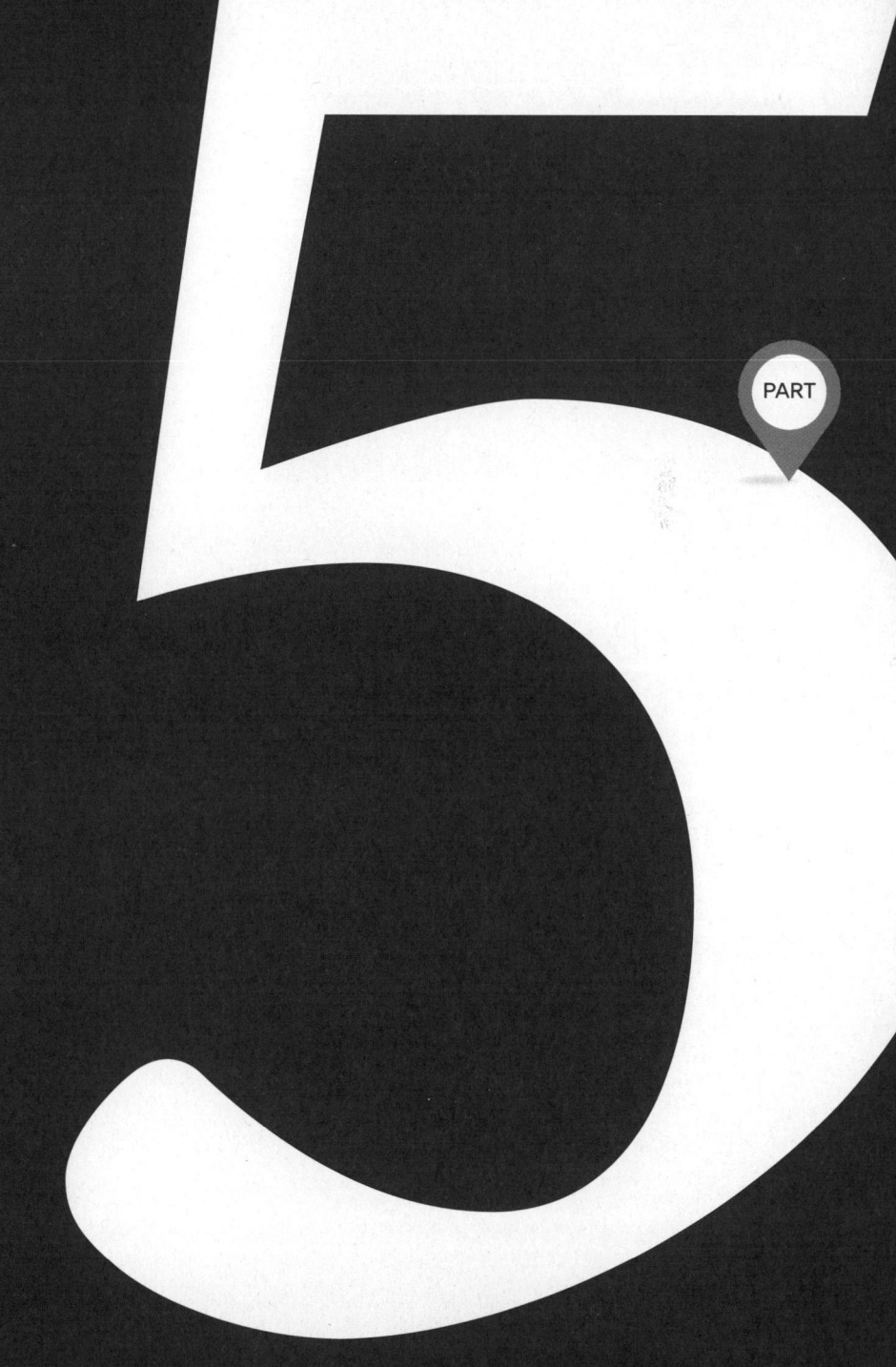

손상된 미토콘드리아를 운동으로 건강한 미토콘드리아로 바꿀 수 있다

지금의 내 모습을 보면 믿기지 않겠지만 수년 전만 해도 잠자리에서 일어나 체육관으로 가는 일이 나 자신과의 혹독한 싸움이었다. 나는 운동을 지속하기 위해 끊임없이 목표를 세우고 자극을 주었다. 하지만 이런 고통은 오래가지 않았다. 지금 나는 성공했다는 기쁨으로 들떠 있다. 더 좋은 것은 내 생애 처음으로 신체적으로나 정서적으로 엄청난 충만감을 느낀다는 점이다. 이는 규칙적인 운동 덕분이다.

운동을 매일 하지 않으면 활동적인 노년을 보낼 수 없다. 성공을 하려면 올바른 식생활과 운동을 실천해야 한다. 일단 활력을 느끼기 시작하고 몸매가 보기 좋게 변하면 운동을 멈추고 싶지 않게 된다. 더군다나 운동은 성생활에 많은 도움을 준다.

운동이 성 기능을 향상시킨다

　　심장병이 있는 사람처럼 특수한 경우를 제외하고 대부분의 경우 자신의 건강 정도를 성생활로 판단할 수 있다. 보통 일주일에 세 번 성관계를 갖는 사람이라면 아주 건강하다고 볼 수 있다. 그렇지 못하다면 생각보다 여러 면에서 몸 상태가 나쁜 것이다. 이렇듯 발기 강도는 전반적인 건강 상태를 알아볼 수 있는 중요한 지표다. 40~70세 남성 중 34%가 발기부전을 겪고 있다.

　　최근 운동이 성 기능 향상에 도움을 준다는 사실이 밝혀지고 있다. 미국 운동협회의 선임 운동 생리학자 세드릭 브라이언트 박사는 근력과 근 긴장도, 신체 조성, 심혈관 기능을 향상시키면 성생활을 오래 지속할 수 있다고 말한다. 신체적으로 활동적인 사람은 50세가 넘어도 발기력이 좋으며 비활동적인 사람에 비해 발기부전이 생길 위험이 30%나 낮다고 한다. 4만 명 이상의 피험자를 대상으로 한 또 다른 연구 역시 운동을 많이 한 사람일수록 발기부전이 생길 확률이 낮아진다는 사실을 보여준다. 운동은 또한 심리적인 스트레스를 줄여주고 자신감을 높여주며 기분을 북돋아준다. 바로 다음의 운동에 성 건강을 되찾을 수 있는 방법이 있다.

유연성/균형 운동

유연성은 성 건강에서 가장 중요한 요소 중 하나다. 한편으로는 가장 간과하기 쉬운 항목이기도 하다. 일상생활에서 흔히 하는 움직임을 모방하는 운동, 예를 들면 무언가를 바닥에서 줍기 위해 몸을 굽히고, 내뻗고, 흔들고, 밀고, 당기는 등의 모든 동작이 유연성을 키워준다. 이를 기능적 운동이라고 하는데 이 부분은 운동편인 〈흔들리지 않는 남자 헬스클럽〉에서 좀 더 자세히 살펴볼 것이다. 이런 동작이 몸을 전후 좌우 모든 방향으로 움직이고 회전할 수 있도록 훈련시킨다.

근력 운동

무거운 웨이트를 들어 올리거나 컴파운드 트레이닝(스쾃, 데드리프트와 벤치프레스)을 하면 성 기능을 향상시키는 중요한 호르몬인 테스토스테론과 성장호르몬 수치가 높아진다.

심장 강화 운동

보스턴 의과대학의 어윈 골드스타인 박사가 9년에 걸쳐 실시한 연구에 따르면 최대 심박수의 65~85% 강도로 운동을 하면(운동편 참고) 발기부전을 고민할 필요가 없다. 또 중년의 나이에 운동을 시작하더라도 발기부전에 걸릴 위험성이 낮아진다고 한다.

운동이 질병을 막는다

건강은 힘과 동작, 균형을 유지할 수 있는 능력이다. 일단 이 세 가지 요소를 갖추면 인생을 젊은 상태로 충만하게 살아갈 수 있다. 이런 상태로 만들어주는 것이 바로 운동이다. 실제로 운동은 의학적 치료법으로 활용하기도 한다. 〈뉴잉글랜드 의학 저널〉 2002년도에 실린 연구에 따르면 운동 능력으로 수명을 알 수 있다고 한다. 운동으로 효과를 볼 수 있는 질병은 다음과 같다.

관절염_ 류머티스성 관절염이나 퇴행성 관절염이 있는 사람은 운동으로 특히 효과를 볼 수 있다. 운동이 근력과 지구력, 유연성을 키워주고 동작 범위를 늘려주기 때문이다. 이런 효과는 약물이나 수술로는 절대로 얻을 수 없다.
암_ 신체 활동이 대장암을 줄여준다는 증거가 있다.
뇌혈관 질환_ 운동이 뇌졸중에 따르는 기능 마비를 회복시킨다. 이 역시 약물이나 수술로는 얻을 수 없는 효과다.
만성 폐쇄성 폐 질환_ 만성 폐쇄성 폐 질환 치료 프로그램과 운동을 병행하면 천식이 심한 환자라도 생리적으로나 심리적으로 효과를 볼 수 있다.
관상동맥 질환_ 적절한 식이요법과 함께 운동을 하면 심장병을 완화시킬 수 있다. 또 운동은 심장 기능을 향상시키고, 몇 가지 관상동맥 질환 유발 요인을 줄여주며, 심장 발작 후 오는 심리적 불안감을 해소시킨다. 근력 운동과 심폐 운동은 심장 근육을 강화시킨다.

우울증_ 걷기와 달리기 같은 유산소 운동은 불안과 우울증을 감소시키고 스트레스에 대한 내성을 길러주며 자존감을 회복시킨다. 게다가 운동은 엔도르핀 분비를 자극해 행복감을 느끼게 해준다.

당뇨병_ 운동은 뇌혈관·심장·신장·눈·다리 질환 등 당뇨병으로 인한 심각한 합병증을 예방하거나 발병을 늦춘다.

이상 지질혈증_ 혈중 지방의 이상(콜레스테롤과 LDL 저밀도 콜레스테롤, 트리글리세리드 등의 상승과 HDL 콜레스테롤 고밀도 콜레스테롤 수치의 저하)은 심혈관 질환과 뇌·신장·눈·다리 질환의 주요 원인이 된다. 규칙적으로 운동하면 콜레스테롤과 트리글리세리드 수치가 낮아지며 HDL 콜레스테롤 수치가 높아진다.

고혈압_ 유산소 운동과 근력 운동은 혈압을 낮춰준다. 자신의 상태에 맞는 유산소 운동을 규칙적으로 하면 약물의 도움 없이 혈압을 낮출 수 있다. 따라서 약물로 인한 부작용을 피할 수 있고 장기적으로는 꽤 많은 비용을 절약할 수 있다.

비만_ 매일 하는 운동은 최적의 체중을 유지하는 데 꼭 필요하다.

골다공증_ 강도 높은 근력 운동은 뼈의 손실과 퇴행성 골 질환을 막아줄 뿐만 아니라 이전 상태로 되돌려준다.

근육 감소증_ 근력 운동은 나이가 들어가면서 진행되는 근육 손실을 막아준다. 근육 감소증은 조기 사망의 주요 원인이다.

인슐린과 심장병 운동 간의 관계

고인슐린혈증은 심장병의 가장 강력한 징후 중 하나다. 혈당이 지속적으로 상승하면 인슐린이 제 기능을 못해 일상적인 대사에 필요한 인슐린을 더 많이 필요로 하게 된다. 이런 악순환의 고리는 면역계를 서서히 무력화시키고 지방을 만들어내며 혈압을 높여 급기야 심장병 같은 심각한 퇴행성 질환을 불러온다. 유산소 운동과 근력 운동은 인슐린 저항성을 막아준다. 유산소 운동으로 지방을 더 많이 태워 에너지를 많이 만들어낼수록 인슐린에 대한 감수성이 증가하고 체지방이 줄어든다. 또 근육량이 늘어날수록 인슐린 저항성이 감소해 췌장의 부담이 크게 줄고 그만큼 인슐린 분비량이 적어진다. 인슐린 감수성이 커질수록 혈당을 효율적으로 이용해 혈당과 인슐린을 건강한 수치로 유지하며 체지방을 태워 에너지를 잘 만들 수 있다.

나이 들면
사라진 근육이 몸을 늙게 만든다

　　나이가 들면서 경험하는 가장 두드러진 노쇠 현상이 제지방량(지방을 뺀 체중)과 근력 감소다. 이 두 가지가 궁극적으로 삶의 질을 결정한다. 근육 감소증보다 더 명백한 노화의 증거는 없다.

　　근육 감소증은 20대와 비교했을 때 제지방량이 18% 이상 줄어든 상태를 말한다. 근육 감소증은 기초대사율과 근력, 전체 활동량을 떨어뜨린다. 기초대사율이 낮아지면 에너지 요구량도 낮아진다. 그런데 나이를 먹어도 섭취하는 칼로리양은 줄지 않아 해마다 근육 조직은 손실되는데 체지방은 늘어만 간다. 25세 남성의 평균 체지방이 20%인데 이것이 55세가 되면 30%로 높아지고, 75세가 되면 35%에 달한다. 이 과정은 40대 초반부터 진행되어 40대를 지나면 체지방이 3~5% 늘어나고, 50세 이후부터는 10년마다 10~20%씩 늘어난다. 30~60세에는 대략 매년 지방이 450g씩 늘어나며 근육량은 230g씩 줄어든다(지방이 100g 늘어나면 근육량은 50g씩 줄어든다).

　　이로써 발생하는 문제는 몸매가 볼품없어진다는 것에 그치지 않고 노화 속도에도 영향을 준다는 것이다. 체지방이 늘어날수록 더욱 늙어 보이며 몸매는 볼품없어지고 건강에도 악영향을 미친다. 동시에 근육량이 줄기 때문에 더욱 허약해 보이고 실제로도 허약해진다. 60세 이후부터는 에너지 수치가 낮아지고 체질이 허약해져 뼈에도 좋지 않으며 활동 능력도 떨어진다. 50~70세에 근육 손실이 가장 많이 일어나는데 이 기간에 평균 25%의 근육이 손실된다. 그리고 대개는 근력과 관계된 제2형 근섬유(속근, fast-twitch)에 질환이 발생한다.

근육 감소증의 원인

- ☐ 단백질 대사 감소
- ☐ 천연 호르몬 수치 감소
- ☐ 척추 변이
- ☐ 신체 활동 감소
- ☐ 영양 불량
- ☐ 세포 기능 장애

근육 감소증과 세포 기능 장애

세포 발전소라고 할 수 있는 미토콘드리아는 ATP 형태로 에너지를 만드는 중요한 기관이다. 다른 화합물과 반응하는 불안정 원자인 활성산소는 먹은 음식이 미토콘드리아 안에서 에너지로 전환될 때 주로 발생한다. 활성산소는 안정성을 얻기 위해 다른 분자를 공격하는데 이 과정에서 미토콘드리아에 손상을 주거나 이를 파괴한다. 미토콘드리아가 손상을 입으면 ATP 생산에 지장을 주고 세포가 붕괴되며 근육 손상이나 조기 노화 같은 질병이 발생한다.

유전자 전위로 노화를 막을 수 있다

노화의 진행을 막는 좋은 방법이 있다. 바로 유전자 전위라는 과정을 통해서다. 유전자 전위란 손상되고 변환되어 죽어가는 미토콘드리아를 건강하고 야성적인 미토콘드리아로 변화시키는 것을 말한다. 이 모든 것은 운동, 특히 근력 운동에서 시작된다. 강도 높은 근력 운동은 미토콘드리아가 노화 과정을 되돌릴 수 있는 적응력을 기르도록 유도한다. 최근 몇몇 연구에서는 단지 두 달간의 운동으로 20년 치의 근육 손실분을 회복시킬 수 있음을 보여주었다. 또 다른 연구에서는 근력 운동이 노인의 제2형 근섬유의 횡단면을 상당히 늘려주고 미토콘드리아의 용량도 키워준다는 사실을 알 수 있다.

일단 일상적인 운동에 근력 운동이 더해지면 힘이 늘어 일상생활과 삶의 질이 개선되며 노화가 느려진다. 미토콘드리아가 더 강해지고 젊어질 수 있는 공식은 다음과 같다.

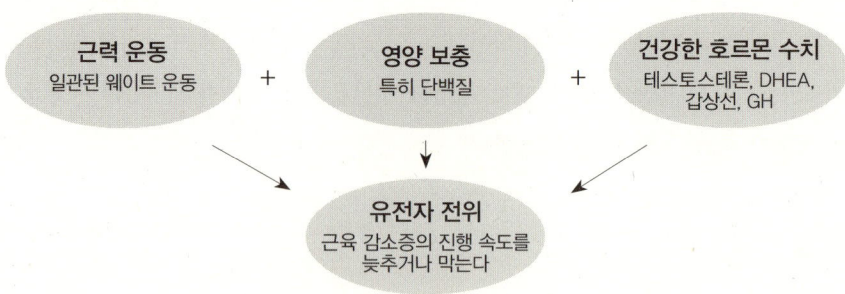

운동하는 데 나이 따지지 마라

모든 남성은 갱년기를 겪는다. 남성 갱년기는 호르몬 수치에 영향을 주고 만성 질환을 일으키며 심지어 죽음에까지 이르게 한다. 갱년기가 오면 40세의 젊은 남성도 체중이 불고 근육량이 줄며 쉽게 우울해지고 성욕이 감퇴한다. 무엇보다도 에너지 수치가 감소하여 자존감과 행복감이 저하되고 생산성도 떨어진다. 이 중 어떤 현상을 겪고 있든 운동이야말로 삶의 질을 유지하고 노화 과정을 조절할 수 있는 열쇠다. 운동을 하기에 늦은 나이란 없다. 운동은 빨리 시작할수록 그만큼 더 좋다. 아마 이렇게 생각할 수도 있다. '난 너무 늙었어!' 혹은 '난 할 수 없어!'라고. 그러나 인생을 바꾸는 데 나이는 전혀 상관이 없다. 이 책에서 제안하는 운동 프로그램은 건강 수치를 10~20%가량 늘려주고 생체 나이를 10~20년 가량 젊어지게 할 수 있다.

과거 의사들은 중년과 노년층에게 일정 시간 동안 심박수를 늘려주는 리듬 운동인 유산소 운동을 충분히 하라고 권해왔다. 걷기, 달리기, 수영, 자전거 타기 등이 심장 질환을 예방하거나 치료할 수 있는 최고의 운동이라

당신 몸속에 지방이 얼마나 있나?

25세 남성 : 체지방 20%
55세 남성 : 체지방 30%
75세 남성 : 체지방 35% 이상

고 생각했던 것이다. 더군다나 의사들은 근력 운동이 심장에 위험한 스트레스를 주어 심장병을 유발할 수 있다고 생각해 이를 금했다.

그런데 이런 믿음이 마침내 깨졌다. 미국 심장학회는 중량 운동이 심장에 해가 되지 않는다는 자료를 공개했다. 전국 각지의 의사들은 이 운동을 건강한 사람뿐만 아니라, 경험 많은 전문가의 지도를 받는다는 조건으로 최근 심장 발작을 일으킨 환자와 심장 질환을 앓고 있는 사람에게 권하고 있다.

지치지 않는 몸 만드는
닥터 라이프식 운동 프로그램은 바로 이것!

라이프 플랜은 여타의 운동 프로그램과 다르다. 이 프로그램은 '마이티 3요소'라는 세 가지 핵심 요소에 중점을 둔다. 이 운동 요소들을 조합해 일주일 내내 운동하면 빠른 결과를 볼 수 있고 이 프로그램을 지속적으로 해나갈 수 있다. 우선 편한 단계부터 시작할 수 있다. 또는 여건에 따라 과정을 거꾸로 해볼 수도 있다. 그러면 몸의 전반적인 건강을 지속적으로 향상시키는 세 가지 운동 형태에 대해 알아보자.

마이티 3요소

- ☐ 균형, 유연성, 중심 근력
- ☐ 근력 운동
- ☐ 심장 강화 운동

균형, 유연성, 중심 근력 운동이 기본

운동 프로그램에서 중요한 요소는 균형의 향상, 즉 근육 신경계의 안정화다. 이는 외부 저항을 둔화시키고 세 가지 동작 면(시상면, 관상면, 전두면)에서 역동적 사슬을 안정화시키는(즉 바닥으로 넘어지는 않는) 신체 능력을 말한다. 역동적 사슬이란 근육과 신경계, 관절이 모두 함께 작동해 유연한 동작을 만드는 것이다.

스트레칭으로 균형 감각을 늘리고 유연성을 기르면 부상을 방지할 수 있다. 근육은 안정된 상태의 1.2배로 늘어나면 가장 효율적으로 최대치 근력에 도달한다. 근육이 늘어나면 운동 범위도 늘어난다. 쉬고 있는 상태의 근육이 길어질수록 운동 범위도 그만큼 늘어나는 것이다. 좋은 운동은 근육의 효율성을 늘려줄 뿐 아니라 체 성분을 향상시키고 근육량과 힘을 키워주며 대사율을 높여 외모를 젊게 만들고 건강을 유지시킨다. 또한 유연성은 근력을 키워주고 자세를 바르게 교정시키며 운동 범위를 한껏 늘려준다.

균형과 유연성 프로그램에는 개인 맞춤 운동이 포함되어 있다. 이 프로그램은 유연성과 균형을 향상시킬 뿐만 아니라 스트레스와 요통, 그리고 운동으로 인한 부상 위험을 줄여준다.

근육과 뼈를 위해 근력 운동을 한다

"열심히 몸을 놀리세요"라는 것은 전통적인 의사들의 운동 처방법이다. 몸을 놀리는 것(유산소 운동을 의미하는 것 같다)도 중요하지만, 한편으로 근육을 키우고 적응시키려면 몸을 새로운 한계까지 밀어붙여야 한다. 이것이야말로 건강이 주는 진정한 효과를 경험할 수 있는 유일한 길이다. 근육은 살아 있는 실체로 쉼 없이 에너지를 소모한다. 에너지는 커지고 있는 근육이 활동하도록 한다. 근육이 활동하면 대사율이 높아지고 심지어 운동을 하고 있지 않을 때도 더 많은 칼로리를 태운다.

근력 운동만으로도 근육과 근력 손실을 예방하거나 되돌릴 수 있다. 근육량이 늘어나면 근력도 늘어난다. 근육량과 근력의 증가가 쇠약한 신체를 건강하게 되돌릴 수 있는 첫 번째 단계다. 균형과 협응력은 역도 운동으로 향상시킬 수 있다. 이러한 운동이 특히 노년층을 사망에까지 이르게 하는 부상, 골절, 낙상 사고의 위험을 줄여준다.

근력을 향상시켜 얻을 수 있는 효과

1. 정서 상태가 좋아진다.
2. 정신이 맑아진다.
3. 좀 더 강한 사람이 된다.
4. 자신감을 갖게 된다.
5. 사생활과 직장 생활의 영역이 넓어진다.
6. 호르몬 생산량이 늘어난다.

신체 쇠약은 반드시 막아야 한다. 의사들은 보통 신체 쇠약에 대해서는 진단하지 않는다. 정기 검진을 해도 뼈 관절 스캔 검사를 하는 의사는 없다. 그 결과 뼈 질환을 앓고 있는 많은 사람들이 이를 자각하지 못한 채 살아간다. 미국 골다공증학회에 따르면 200만 명의 남성들이 골다공증을 앓고 있으며 1200만 명의 남성들이 골다공증의 위험에 처해 있다. 특히 남성 골다공증에 대해서는 '진단을 내리지 않고 그에 대한 보고도 미미한 상태'라고 한다. 골다공증으로 인해 매년 150만 건의 골절 사고가 일어난다. 그중 30만 건은 엉덩이 골절이고 25만 건은 손목 골절이며, 70만 건이 척추 골절, 30만 건이 그 외의 골절이다. 질병 예방 센터는 '엉덩이 골절 환자 중 대략 20%가 폐렴이나 폐혈전 등의 수술 합병증으로 1년 내에 사망한다'고 보고했다. 다행히도 포괄적인 진단법과 호르몬 결핍 교정, 바른 식생활(칼슘, 비타민 D_3 등 섭취), 역도 운동을 통해 골감소증이나 골다공증을 호전시킬 수 있다.

심폐 기능이 건강하면
자립 생활을 연장할 수 있다

2008년 1월에 발표한 한 연구에 따르면 심폐 기능이 건강한 사람은 그렇지 않은 사람보다 사망률이 50~70%나 낮다고 한다. 또 규칙적인 운동을 하면 심폐 기능이 건강하게 유지되고 생체 나이가 젊어지며 자립 생활을 연장할 수 있다고 한다. 점진적인 유산소 운동은 자립 생활을 10~12년 정도 연장시킨다. 고령화 사회에 살고 있는 우리 모두의 바람이 남의 부축을 받지 않고 자립적인 생활을 하는 것 아닌가.

그런 측면에서 볼 때 유산소 운동은 심장병 예방에 특히 중요하다. 또 심장 발작 후의 치료와 혈관 성형 수술이나 혈관 우회 수술 후 치료에도 큰 도움이 된다. 한 차례의 유산소 운동으로도 혈압을 24시간 동안 낮출 수 있다. 규칙적으로 유산소 운동을 하면 혈압이 5~7mmHg가량 낮아진다.

〈뉴잉글랜드 의학 저널〉 2000년판에 실린 한 기사는 누워서 생활하는 사람의 내피(혈관과 심장 안의 막)는 나이가 들수록 손상된다는 사실을 보여주었다. 그런데 규칙적으로 유산소 운동을 하면 노령화에 따른 내피 손상을 막을 수 있다고 한다. 더군다나 유산소 운동이 '손상된 내피를 중년의 상태나 건강한 노년의 상태로 건강한 수치까지 회복시켰다'는 것이다.

과거 의사들은 규칙적인 운동이 심장에 효과를 보이려면 수주에서 수개월이 걸린다고 믿었다. 그러나 최근 연구에 따르면 모든 운동이 심장을 자극해 보호 단백질, 즉 스트레스 단백질 합성을 늘린다고 한다. 운동 후 24시간 이내에 이 단백질이 늘어나 여러 스트레스에 대항해 심장을 보호해준다는 것이다. 적당한 운동은 사람의 몸을 보호해준다.

　심장 강화 운동을 할 때 특히 중요한 점은 운동을 지속적으로 해야 한다는 것이다. 한 연구에서 운동을 멈추면 심장 강화 운동으로 인한 신체 보호 효과가 사라진다는 사실이 밝혀졌다. 운동을 멈추면 보호 단백질 합성도 멈춘다. 일주일도 채 못 되어 몸이 이전 상태로 되돌아가는 것이다. 이전에 했던 운동 기간이 아무리 길고 강도가 셌더라도 일주일 만에 몸이 원래 상태로 돌아가 심장이 위험해진다.

　라이프 플랜 프로그램에서는 일주일에 3~7일 정도 유산소 운동을 할 것을 제안한다. 유산소 운동에는 거대 근육을 단단하게 만들기 위해 다소 고된 운동을 30~60분 또는 그 이상 연속적으로 하는 동작이 포함된다. 그런데 이 시간을 극적으로 줄일 수 있는 운동이 있다. 바로 고강도의 비연속성 운동이다. 이에 대해서는 실천편에서 좀 더 구체적으로 보게 될 것이다.

유산소 운동과 근력 운동을 함께 한다

당뇨병과 심장병, 고콜레스테롤, 고혈압을 예방하거나 치료하기 위해서는 유산소 운동과 근력 운동을 병행해야 한다. 유산소 운동은 최고 혈압을 낮추는 데 큰 효과가 있고, 유산소 운동과 근력 운동은 모두 최소 혈압을 낮추는 데 도움을 준다. 혈압이 낮아지면 심장이 쉽게 피를 온몸으로 돌릴 수 있다. 유산소 운동과 근력 운동은 또 심근을 강화시켜 훨씬 더 효율적으로 작용하도록 만든다.

케네스 쿠퍼 박사에 따르면 노년에 유산소 운동과 근력 운동을 같이 하면 최대 효과를 볼 수 있다고 한다. 그가 제시한 유산소 운동과 근력 운동의 비율은 다음과 같다.

- ☐ 40세 이하 → 유산소 운동 80%, 근력 운동 20%
- ☐ 41~50세 → 유산소 운동 70%, 근력 운동 30%
- ☐ 51~60세 → 유산소 운동 60%, 근력 운동 40%
- ☐ 61세 이상 → 유산소 운동 55%, 근력 운동 45%

개인적인 소견으로는 건강과 근력, 지구력을 향상시키려면 누구나 50대 50의 비율로 운동해야 한다. 또한 근력 운동과 심장 강화 운동은 70세 이상의 노년층뿐 아니라 40대의 중년층에도 중요하다.

반드시 트레이너와 함께 운동한다

트레이너의 지도를 받으며 운동하면 좀 더 큰 효과를 볼 수 있고 그 효과도 오래 지속된다. 훌륭한 트레이너는 전혀 생각지 못했던 단계로 이끌어준다. 트레이너는 다음과 같은 역할을 한다.

- ☐ 각 개인에게 적합한 기술과 운동 형태를 알려준다.
- ☐ 동기를 부여해준다.
- ☐ 진척 상황을 모니터한다.
- ☐ 건설적인 평가를 해준다.
- ☐ 적극적으로 보강해준다.
- ☐ 체육관으로 향하도록 동기(책임감, 비용, 트레이너의 인간성)를 부여해준다.

트레이너의 도움을 받기로 마음먹었으면 생리학, 운동생리학, 운동 처방에 적합한 자격이 있는 트레이너를 찾는 것이 중요하다. 경제적 여유가 있다면 반드시 트레이너의 지도를 받도록 한다.

운동 시 스포츠 음료가 꼭 필요할까?

　지난 몇 년간 스포츠 음료의 종류와 양이 늘어났다. 스포츠 음료는 수분을 보충해주고 근력과 지구력 등 전반적인 운동 능력을 개선시킨다고 광고한다. 그런데 사실 그다지 큰 효과를 내지 못한다. 스포츠 음료에는 모두 탄수화물이 함유되어 있다. 탄수화물은 오랜 시간 운동을 해서 근육의 포도당 수준이 거의 고갈되고 혈당치가 낮아졌을 때는 분명 효과가 있다. 그런데 운동 전 영양소를 적절히 공급해주면 90분 이내의 운동에는 굳이 탄수화물을 따로 섭취할 필요가 없다. 사실 단시간 운동하는 동안 탄수화물을 섭취하면 칼로리가 쌓여 체지방을 줄이려는 노력에 오히려 해가 된다.
　강도 높은 운동을 해서 땀을 흘리더라도 전해질 역시 극히 소량만 빠져나갈 뿐이다. 이렇게 빠져나간 전해질은 후에 과일이나 채소를 먹어 쉽게 보충할 수 있다. 단지 장시간 강도 높은 운동으로 땀을 심하게 흘리는 운동선수의 경우 운동 중 전해질을 보충해줄 필요가 있다. 하지만 운동 중에 물은 충분히 보충해주어야 한다. 필요하다고 생각되는 양 이상의 물을 마시는 것이 좋다.

운동에 동기를 부여해주는 것

함께 운동하는 친구_ 통계에 따르면 친구와 함께 운동하는 사람이 프로그램을 꾸준히 실천할 확률이 더 높다고 한다. 누군가가 나를 기다려준다면 체육관에 가서 운동하고 싶은 마음이 더 많이 생길 것이다.

성취 목표_ 지역사회에서 개최하는 5~10km 걷기 대회나 달리기 대회 참가를 목표로 훈련한다. 소파에 기대어 감자칩이나 먹던 사람들이 이런 대회에 참가하려고 운동 기구로 향하는 모습을 많이 보았다. '할 수 없다'는 생각을 버리자. 당신은 할 수 있다.

성과에 대한 포상_ 어느 정도 성과를 보였을 때 자신에게 상을 내린다. 이때 상으로 음식은 당연히 제외한다.

기록_ 매일 운동 시간을 적는다. 마찬가지로 일주일, 한 달, 일 년 동안의 운동 시간을 기록한다. 어느 정도 쌓이면 일일 평균 운동 시간을 계산한다. 그러면서 운동 목표를 점차 높인다.

운동 효과는
숨 쉬는 방법에서부터 시작된다

라이프 플랜 운동 프로그램에서 숨 쉬는 방법은 매우 중요하다. 언제나, 심지어 걸을 때도 숨은 코로 들이마시고 입으로 내쉬어야 한다. 코는 공기를 걸러주며 온기를 유지해주는 중요한 통로다. 입으로 숨을 들이마시면 몸이 처리할 수 없는 상태의 공기가 유입된다. 가슴으로만 가볍게 숨을 들이쉬지 말고 배가 팽창할 정도로 격막을 확장시켜 공기를 호흡하라. 숨을 내쉴 때는 배를 당겨야 한다.

심장 강화 운동을 할 때는 자세를 편안하게 유지하는 것이 중요하다. 이렇게 하면 얕은 숨이 아닌 깊고 느린 숨을 쉴 수 있다. 숨쉬기에 집중하면서 이를 잘 조절하라. 무술이나 기타 유연성 운동과 균형 운동을 할 때도 숨을 멈추지 않는 것이 중요하다. 근력 운동을 할 때도 숨을 멈추어서는 안 된다. 혈압을 높여 뇌졸중을 유발할 수 있기 때문이다. 중량이나 외부 저항에 대항해 동작을 하거나 힘을 줄 때는 숨을 내쉬고, 힘을 줄이거나 무게 또는 외부 저항력이 약해질 때는 숨을 들이쉰다.

*더 구체적인 운동 방법은
 실천편인 〈흔들리지 않는 남자 헬스클럽〉에서 볼 수 있습니다.

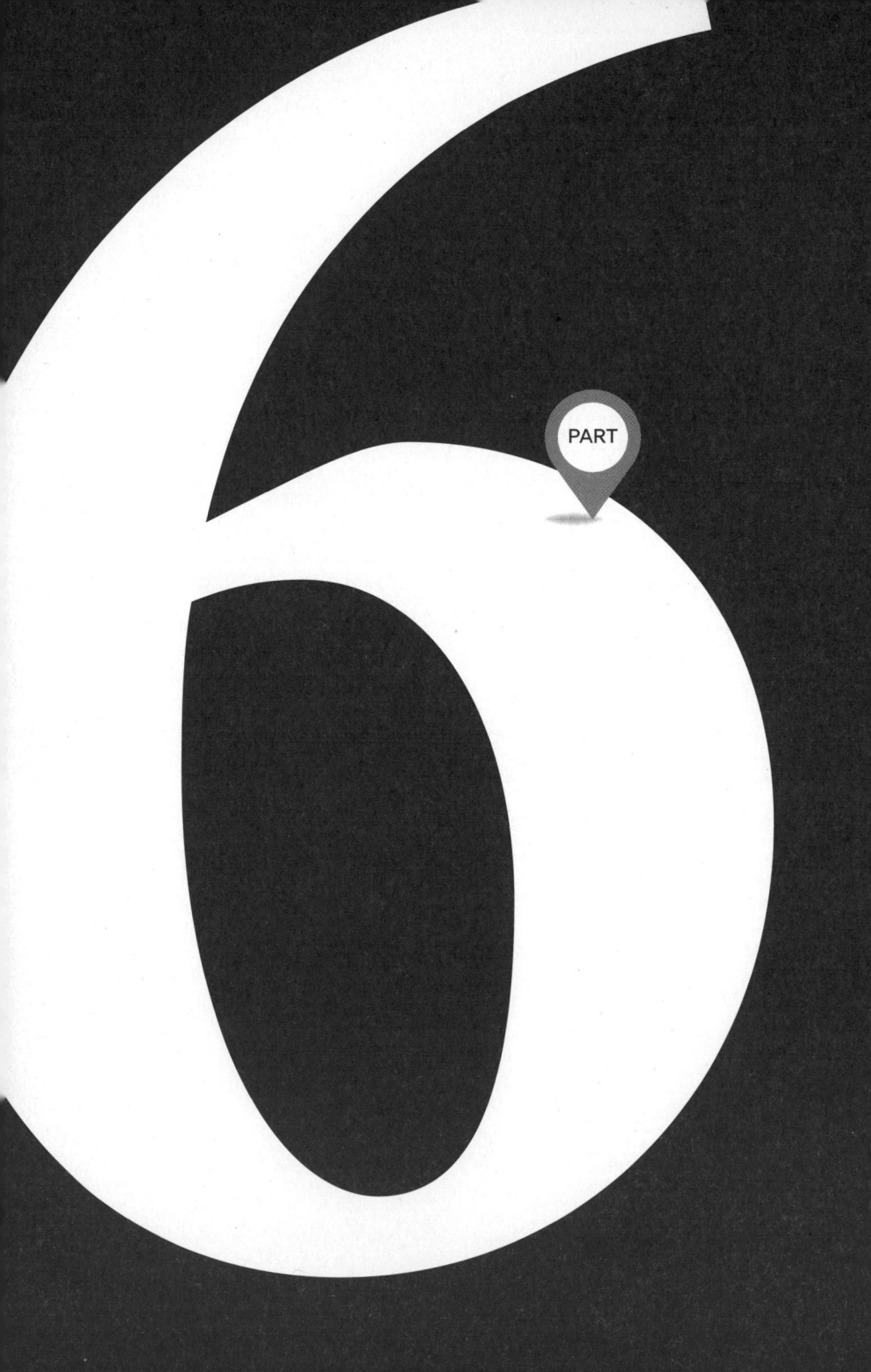

닥터 라이프의
마음 관리법을 실천하라

마음이
몸을 바꾼다

운동을 하다 보면 이따금씩 궤도에서 벗어나게 만드는 여러 장애물과 싸워야 한다. 나 역시 궤도에서 벗어나 나쁜 음식을 먹은 경우 이것이 폭식으로 이어져 본궤도로 돌아오는 데 엄청난 고생을 해야 했다. 술의 경우도 마찬가지다. 일단 마시면 폭음을 한다. 나는 내 안의 악마가 무엇인지를 알았다. 탄수화물, 지방, 보드카다. 물론 당신 안의 악마는 나와 다른 것일 수 있다. 하지만 그 악마가 무엇이든 이에 과감히 맞서고 물리쳐 앞으로 나아가야 한다.

상담을 받으러 온 많은 사람들이 자신의 악마는 위기 때 그 모습을 드러낸다고 말한다. 예를 들어 실직, 전직, 이사, 재혼, 이혼 같은 예기치 않은 사건이 발생하기 전까지는 삶과 건강이 꽤나 괜찮았다고 한다. 하지만 어떤 환경에서도 삶에 일어나는 변화를 피할 수 없다. 건강이 예전과 달라졌다는 사실을 깨닫고 나면 시간은 수년이나 흘러가 있기 마련이다. 살이 찌고 배가 튀어나왔으며 콜레스테롤과 혈압 수치는 악화되고 성 기능도 원활하지 못하고 마음은 울적해진다. 이런 증상만으로 의사를 찾아가진 않는다. 의사를 찾아갔을 때는 이미 너무 지쳐 있어서 몸이 제 기능을 못하고 다른 사람과의 관계에서 고통을 겪고 있을 때다.

임상 최면요법사인 내 아내는 내 안의 악마가 나타나는 원인을 제거하는 방법을 알려줬다. 나는 과식과 음주가 나를 방해하는 장애물이라는 것을 알았다. 내가 정말로 두려워해 책임지기 싫고 대면하기 싫고 이루기 싫은 것들을 피하려고 내 앞에 이런 장애물을 설치했다. 아내는 그런 잠재의식 속에서 내가 만든 상처를 치료할 수 있는 방법을 가르쳐주었고, 그래서 나는 생활 습관을 고쳐 지금의 나로 거듭날 수 있었다. 더 중요한 것은 나를 만든 사람이 바로 나라는 사실을 깨달았다는 것이다.

이 장에서는 뇌 속을 지배하는 낡은 메시지를 버리는 방법과 간단한 명상으로 삶에서 진정으로 원하는 바가 무엇인지를 찾는 방법을 알게 될 것이다. 그리고 사고를 고치는 데 도움을 주는 매일 규칙적으로 하는 운동과 자신의 고집스러운 습관에서 벗어날 수 있는 방법에 대해 배울 것이다.

스스로 내 몸을 바꿀 수 있다는
최면을 걸라

최면은 자연스러운 마음 상태의 변화다. 긴장을 풀고 특정한 생각을 유지하면 최면 상태에 들어갈 수 있다. 다시 말해 자신의 내면으로 강하게 몰입함으로써 외부의 혼란에서 벗어나 세계를 확장하고 잠재의식의 문을 여는 것이다. 운전을 하면서 다음 주에 할 일을 생각하다 보니 어느덧 목적지에 도달해 있었던 경험이 있는가? 어떻게 목적지까지 운전하고 왔는지 도무지 생각나지 않는다면 사고 깊숙한 곳에서 최면의 자연스러운 형태를 경험한 것이다. 운전 능력이 무의식적으로 이루어지는 동안 의식은 다른 어떤 것을 향해 있었다.

이런 자기 최면에 들어서려면 무엇보다도 이것을 기꺼이 받아들일 마음가짐이 필요하다. 최면술사는 모든 사람을 최면 상태로 이끌 수 없고 피험자가 꺼려하는 말이나 행동을 요구할 수도 없다. 최면술사의 임무는 피험자를 최면 상태로 이끌어 암시를 주는 것이다. 개인의 잠재의식은 이 지시를 받아들일 수도 있고 받아들이지 않을 수도 있다.

잠재의식은 사실과 환상을 구별하지 못한다. 이것은 시각적 이미지에 의해 인도된다. 암시가 강할수록 잠재의식이 만들어내는 이미지는 더 생생하다. 예를 들어 최면술사가 피험자에게 자신을 발레 댄서라고 상상하도록 암시하면 최면에 빠진 피험자는 그 즉시 자신을 댄서로 인식해 댄서인 양 느끼기 시작한다. 마음속에서 그는 영상을 그려내고 감성적 대응을 하는데 잠재의식이 이를 받아들이기 시작한다.

무대 최면에서 최면술사는 훌륭한 공연이 되게끔 암시를 만드는데 그 효과는 한시적이다. 그러나 치료 최면요법이나 자기 최면을 하는 동안에는 그 암시가 긍정적이며 보강 효과가 있어 유익하다. 최면의 목표는 잠재의식이 긍정적인 암시에 완전히 오픈될 수 있는 최면 상태를 만드는 것이다. 잠재의식이 시각적 이미지로 받아들일 수 있을 정도의 달성 가능한 목표를 설정하면 잠재의식은 이 목표를 이미 달성한 것으로 받아들이고 또 이것을 사실로 믿는다. 진정한 성장은 바로 이 지점에서 비롯되며 이것이 목표를 달성하는 방법을 자신에게 가르칠 수 있는 능력이다.

우리 모두는 자기 안에 스스로를 개선시키고 변화시키고 성공시킬 힘을 갖고 있다. 필요한 것은 이것에 대한 열망이다. 최면의 효과는 무궁무진하다. 아래의 예는 최면의 긍정적인 효과 중 아주 일부분이다.

- ☐ 집중력이 좋아진다.
- ☐ 좀 더 조직적으로 행동할 수 있다.
- ☐ 고통이 조절된다.
- ☐ 스트레스가 줄어들거나 관리된다.
- ☐ 흡연, 음주, 과식 같은 나쁜 습관을 버릴 수 있다.
- ☐ 미루는 습관이 없어진다.
- ☐ 삶에서 부정적인 것을 없애준다.
- ☐ 기억력이 좋아진다.
- ☐ 업무와 운동 능력이 향상된다.
- ☐ 자존감이 높아진다.
- ☐ 숙면을 취할 수 있다.

- ☐ 사적인 관계가 개선된다.
- ☐ 삶의 질이 향상된다.
- ☐ 성생활이 좋아진다.
- ☐ 살이 빠진다.
- ☐ 슬픔을 극복할 수 있다.
- ☐ 대인공포증을 이겨낼 수 있다.
- ☐ 노화가 지연된다.

변하고자 하는 의지가
라이프 플랜의 효과를 더 빠르게 만든다

　우리는 모두 '내가 누구인가'에 대한 자각에 의해 내면적으로 조정된다. 즉 아주 어린 시절부터 자신을 위해 자신에 대해 만들어온 믿음을 고수한다. 이 믿음은 사실일 수도 있고 사실이 아닐 수도 있다. 이 이미지나 믿음이 무엇이든 간에 잠재의식 속에서 우리와 가장 친한 친구가 되어 우리를 행복과 성공으로 이끌기도 하고, 가장 가혹한 비평가가 되어 우리가 성취하려고 하는 모든 것에 훼방을 놓기도 한다. 인생의 어떤 단계에서 경험하는 실패의 가장 일반적인 원인은 자존감 부족이다. 이는 우리가 기억하거나 기억하지 못하는 과거의 어떤 사건에서 비롯된 것일 수 있다. 부정적인 자아상을 만드는 데 일조한 사건은 잠재의식 속의 부정적인 감성에 고착해 자기 의심을 만든다.
　자신 안의 비평가는 부모나 선생님, 유명 인사처럼 우리 발달에 잠재의식적으로 영향을 준다. 그 비평가는 당신에게 부정적인 영향을 미치는 무엇인가를 말하며 무엇인가를 행한다. 또 발달 기간 동안 당신에게 대단한 영향력을 과시한다. 예를 들어보자. 당신은 좋아하는 선생님을 기쁘게 해줄 수 있다면 무슨 일이든 한다. 당신은 칭찬을 기대하며 힘들게 완성한 숙제를 제출한다. 이미 친구들의 환호가 눈에 선하다. 초조하게 선생님의 반응을 기다리는데 선생님이 말한다. "여러분, ○○가 한 숙제 좀 보세요. 정말 잘했죠?" 당신은 풀이 죽는다. 선생님은 당신이 한 숙제는 쳐다보지도 않는다. 당신이 기대했던 칭찬도 없고 친구들의 환호도 없다. 당신 안에는 실망과 부정적인 감정만 흐른다. 당신은 실패했다는 생각과 친구를 이기지 못했다는 생각만 할 뿐이다.

자, 여기에 중요한 문제가 있다. 일어난 사건이 무엇이든 그 사건은 당신에게 전혀 악의가 없다. 그러나 상황과 상처에 대한 스스로의 인식이 당신에 대한 잘못된 믿음을 만들었다. 감정이 강할수록 충격이 크고 상처는 깊다. 이런 감정을 겪은 시절부터 그 원인이야 어쨌든 동일한 감정을 느낄 때마다 당신은 잠재의식적으로 과거로 되돌아가 친구와 경쟁을 하며 그 패배감을 기억한다. 마음속 비평가에게 잠재의식적으로 주어진 에너지와 의도가 더 클수록 비평가의 힘은 더 강력해진다.

하지만 여기서 벗어날 방법이 있다. 당신의 사고방식과 당신에 대한 감정을 진정으로 변화시킬 준비가 되어 있다면 자신만의 방식에서 벗어나는 것부터 시작하라.

나는 이런 말을 수없이 듣는다. "운동도 하고 식습관도 좋아요. 할 수 있는 건 뭐든지 하죠. 그런데도 살이 빠지질 않아요!" 또는 "아무리 열심히 해도 그렇게 되지 않아요!" 또는 "이건 집안 내력이에요. 평생 이 버릇은 고치지 못할 거예요."

물론 스스로를 이겨내는 데는 시간이 필요하다. 부정적인 자기 생각은 늘 실패로 귀결된다. 당신은 스스로를 통제할 수 있고 목표를 달성할 수 있는 수단을 이미 손안에 쥐고 있다. 하지만 변화를 이뤄내려면 자신에게 가치를 부여해야 한다. 자기만의 방식에서 벗어나기 위해 라이프 플랜을 시작했을 때 얻을 수 있는 장점을 모두 나열해보라. 그리고 그것을 바라지만 말고 그것을 얻기 위해 무언가를 해야 한다. 목표를 달성했을 때 달라질 당신의 몸을 마음속으로 생생히 그려보자. 변하고자 하는 의지가 클수록 목표를 위한 노력은 커질 것이고 변화는 좀 더 빠르게 이루어질 것이다.

매일 마음속에
자신이 원하는 모습을 그려라

아마 시각화가 최면의 가장 강력한 요소이며 자신에게 할 수 있는 가장 손쉬운 방법일 것이다. 여기에 간단한 테스트가 하나 있다. "연분홍색 코끼리를 떠올리지 마라!" 이 문장을 읽고 무엇이 떠오르는가? 대다수 사람들은 마음속에 연분홍색 코끼리를 떠올릴 것이다.

눈을 감고 레몬을 하나 떠올려보라. 크고 즙이 많은 레몬이다. 색과 향과 질감을 떠올려보고 한 입 크게 베어 물어 즙이 입안을 흠뻑 적시는 모습을 떠올려보라. 웬만한 사람이라면 입에 침이 고여 입맛을 다실 것이다. 당신도 이렇다면 방금 사람들이 말하는 심신 결합을 경험한 것이다. 이렇게 강력한 심신 결합을 삶에도 적용할 수 있다. 몸을 날씬하게 만들고 싶고 근육을 키우고 싶고 건강한 몸을 만들고 싶다면 곧바로 당신의 그런 몸을 시각화해보라. 이런 식으로 당신에 관해 생각할 때마다 당신의 잠재의식은 그것을 믿게 될 것이고 그것을 이루기 위해 매진할 것이다.

닥터 라이프가 제안하는
최고의 시각화 비법

　자신이 원하는 모습을 시각화할 수 있는 방법이 몇 가지 있다. 시작하기 전에 우선 아무 방해도 받지 않는 조용한 장소를 찾는다. 그리고 자신이 이루고자 하는 바를 명백히 이해하고 있어야 한다. 되도록 편안한 자세를 취한 다음 눈을 감고 원하는 이미지를 떠올린다. 이미지는 생생하고 솔직하게 그린다. 그리고 확신을 갖고 단언한다. 크게 말할 필요는 없지만 구체적으로 말해야 한다.

　내가 사용한 시각화의 예는 다음과 같다.

　내 삶에는 더 이상 두려움을 느끼고 자기 부정을 하고 학대할 여지가 없다고 믿는다. 이를 제거하기 위해 마음속의 이런 감정을 시각화한다. 이것들을 추한 괴물로 그려본다. 이것들과 맞서 당신의 삶 밖으로 차버린다. 이것들을 가방에 넣어 다시는 되돌아오지 못하도록 갖다 버리는 과정을 시각화한다. 그리고 이런 일을 훌륭히 해낸 자신에게 박수를 보낸다.

　간혹 우리는 사소한 일에 흥분한다. 중요하지 않은 일은 그저 방관하는 방법을 배울 필요가 있다. 우리는 이런 일이 무엇이고 또 무엇이 우리의 반응을 유도하는지 안다. 이렇게 낭비되는 시간과 잘못된 감정적 에너지를 삶에 가치를 주는 방향으로 되돌린다. 이렇게 하려면 완전한 균형 속에 자신을 시각화시켜야 한다. "내 삶은 완벽하게 균형 잡혀 있다. 나는 행복하고 편안하다"라고 자신에게 말한다. 당신으로 인해 가족과 친구들이 행복하고 편안하다고 시각화한다. 자신이 선하고 평온한 사람임을 아는 당신을 칭찬한다.

의존적이고 탐닉적인 행태에서 벗어나도록 스스로를 가르친다. 담배가 없고 음주가 없는, 또는 당신 안에 악마가 없는 건강한 삶을 시각화한다. 늘 스스로를 조절할 수 있는 사람으로 자신을 본다. 당신을 강하고 거대해서 건강에 좋지 않은 모든 것에서 벗어나는 인물로 시각화한다. 거기서 느껴지는 기분이 얼마나 좋은지 알도록 한다. 강하고 자신을 조절할 줄 알고 나쁜 습관에서 자유로운 당신에게 축하를 보낸다.

자기 최면으로
스트레스에 대처한다

　어떤 종류의 스트레스든 적절히 대처하지 못하면 건강에 악영향을 준다. 다행히 이런 스트레스를 최면으로 다룰 수 있다.
　일단 그러려면 나 자신을 믿어야 한다. 자신은 삶이 스트레스의 연속임을 잘 알고 있다. 스트레스는 가족이나 친구가 죽거나 이혼했을 때, 또는 경제적으로 고통을 겪고 있거나 실직했을 때, 차 사고를 당했거나 건강에 문제가 있을 때처럼 결정적인 사건을 겪을 때 온다. 남자에게 오는 스트레스의 대부분은 직업과 관련이 있다. 또 어떤 스트레스는 긍정적인 변화에서 시작되기도 한다. 멋진 배우자와 결혼을 하거나 대학을 졸업하고 원하던 직업을 얻었을 때, 승진해서 급여가 대폭 인상되었을 때, 가족을 이루었을 때와 같은 사건은 모두 좋은 일이다. 그런데 이런 일에는 모두 책임이 뒤따른다. 책임이 늘어나면 그만큼 스트레스도 늘어난다.
　생리적 스트레스가 우리 건강에 미치는 영향은 매우 심각하다. 간단한 통증, 뻣뻣한 목, 두통, 요통, 선잠, 그리고 가장 위험한 증상은 과식이다. 몸은 이내 스트레스가 주는 악영향을 이겨내려고 과부하에 걸린다. 그러면 몸의 면역계가 손상되고 만성피로와 질병이 생긴다.
　스트레스를 회피하거나 무시하는 것은 해결책이 될 수 없다. 그런데 최면이 믿을 수 없을 정도로 스트레스를 잘 치료해준다. 내가 스트레스 받을 때마다 이용했던 간단한 자기 최면과 마음 운동은 다음과 같다. 적어도 하루 두 차례씩 이 운동을 하기를 권한다. 집에서도 할 수 있고 직장에서도 할 수 있다. 고작 15분에 불과한 운동이지만 그 효과는 아주 오래 지속된다.

스트레스 해소 명상법

1. 우선 방해받지 않는 조용한 장소를 찾는다. 전화기는 꺼둔다. 조용한 음악이 있으면 좋지만 없어도 무방하다.
2. 가장 편안한 자세를 취한다. 의자에 앉아 있다면 발은 바닥에 두고 손은 허벅지 위에 둔다. 누워 있다면 손을 양옆에 두고 안정을 취한다.
3. 눈을 감고 숨을 가능한 한 깊게 들이쉰다. 잠시 숨을 멈춘 다음 내쉰다. 이를 3회 반복한다. 숨 쉴 때마다 편안함이 더 커질 것이다.
4. 이제 호흡의 리듬에만 초점을 맞춘다. 그리고 폐에 들어오는 숨을 온몸으로 퍼져가는 긍정적이며 평온한 에너지라고 상상한다. 숨을 내쉴 때마다 몸 안의 긴장(당신은 긴장이 어디에 위치해 있는지 알고 있다)이 빠져나간다고 상상한다. 편안함을 느끼게 되면 양손의 엄지와 검지로 OK 사인을 만든다. 그러면 이것이 당신 안에 고정된다.
5. 계속해서 편안함을 들이마시고 긴장을 내쉬는 것에만 초점을 둔다. 이것이 고정되면 몇 차례 이 말을 반복한다(또는 크게 외친다). "오늘은 완벽한 날이었어. 내가 원할 때마다 나는 쉽게 평온과 편안함을 느꼈어. 어떤 경우에도 평온을 유지할 수 있어."
6. 마지막으로 몇 차례 자신에게 말을 건넨다. "나는 평화와 평온을 숨 쉬고 긴장을 내쉰다"라고. 동시에 스트레스에서 벗어나 평온을 되찾은 자신을 그린다.

이후에도 스트레스 받는 상황에 처할 때마다 손가락으로 OK 사인을 만들어본다. 이 동작은 명상에서 경험한 평온하고 조절된 감정을 상기시킨다. 그리고 당신을 힘들게 하는 어떤 스트레스라도 합리적이고 평온하게 다룰 수 있게 만든다.

당신의 음식 뇌를 재프로그래밍하라

1962년 〈미국 유전학 저널〉에 실린 한 논문에서 제임스 닐은 '검약한 유전자'라는 용어를 처음 사용했다. 그는 먹을 것이 부족해 기근이 만연했던 시대에 우리 조상들이 생존할 수 있게끔 해준 이 유전자가 오늘날에는 음식이 넘쳐나는 탓에 오히려 해로운 작용을 한다는 이론을 내놓았다. 음식은 생존의 수단일 뿐 아니라 문화 규범이기도 하다.

어렸을 때 우리는 무언가를 잘하면 보상으로 달콤한 것을 받았다. 이를 통해 음식을 먹는 것이 배고픔을 해소하는 것에 그치지 않고 기분도 좋게 만드는 것임을 깨달았다. 음식이 처벌로 이용되는 경우도 있었다. 그러면 음식은 친구에서 적으로 변한다.

어떤 경우에든 음식은 가족이나 친구들과 어울리는 자리에서 중심이 된다. 우리는 저녁 식사를 하며 사업 모임을 갖고 장례가 끝나면 음식을 나눈다. 결혼식에서 진짜 중요한 부분은 피로연이다. 가끔은 배가 고프지 않아도 음식을 먹는다. 편안함이나 보상, 징벌 또는 승리를 위해 음식을 먹을 때는 분명 음식이 우리를 지배한다. 이때 음식은 영양이 아니라 내적 대화의 일부가 된다. 나는 이것을 '음식 대화'라고 한다. 음식은 내내 우리에게 말을 건다. 그렇다고 해서 좌절하지는 말자. 지금의 파괴적인 음식 대화를 건강한 음식 대화로 바꿀 수 있기 때문이다. 건강한 음식 대화는 삶을 지지해주고 동기를 부여하며 긍정적인 메시지를 준다. 그리고 삶을 조절할 수 있도록 도와준다.

음식 대화는 '인지 재구성'이라는 기법으로 바꿀 수 있다. 이 기법은 인지요법계의 심리학자들이 발전시킨 것이다. 인지 재구성은 자기 최면의 또 다른 형태로 역기능적 사고를 성공적으로 막아준다. 이 기법의 단순한 형태를 이용해 파괴적 음식 대화를 무의식과 의식을 통합할 수 있는 강력하고 건설적인 대화로 바꿀 수 있다. 이를 위해 필요한 것은 노트 한 권과 CD 플레이어, 공 CD 그리고 마이크가 전부다. 자, 그럼 이제 음식 대화를 시작해보자.

음식 대화 명상법

1. 부정적 음식 대화를 열거한다. 이 작업을 며칠에 걸쳐서 한다. 그리고 이것을 친구나 지인과 함께 얘기한다. 잠재의식 속에서 당신의 생각과 메시지를 끌어내는 데 최선을 다해야 한다. 이미 당신 안의 깊숙한 곳에 답이 있음을 기억하라.
2. 폭식을 유발하는 음식을 열거한다. 이런 음식을 생각할 때 떠오르는 단어와 문장도 모두 기록한다. 이런 음식의 나쁜 점과 무절제한 식사가 당신에게 끼친 바를 모두 기록한다. 이런 음식과 폭식이 얼마나 건강을 망치고 삶을 피곤하게 하며 살찌게 만들었는가? 이런 음식이 주는 순간의 쾌락은 가치가 없음을 알지 못하는가? 말 그대로 이런 음식이 당신을 죽이고 있다.
3. 당신에 대해 경험한 좋은 감정을 연결한다. 식욕을 조절해 이런 음식을 자제할 때 자신에 대해 좋은 감정을 느끼지 않는가? 감정이 우리를 이끈다는 사실을 기억하라. 이런 긍정적인 기분을 호흡해보라. 식탐이 삶에 깃들 때 얼마나 마음이 상하는지를 기록하라. 자신의 감정에 솔직할수록 더 나은 목록을 만들 수 있다.

4　자신이 주인공인 대본을 만든다. 당신의 특별한 문제점과 그것을 어떻게 다룰 것인지를 기록하라. 짧게 요점만 짚어야 한다. 더 중요한 것은 긍정적이어야 한다. "결코 안 돼", "아니야", "할 수 없어" 같은 말보다 "영양가 있고 건강한 음식만 먹었어" 또는 "좋은 음식을 먹기 때문에 매일매일 살이 빠지고 건강해져"와 같은 긍정적인 문장을 쓴다. 목표와 성공을 강조하고, 비판하는 태도는 버린다. 자신의 힘을 향상시키도록 하고 장기 목표와 단기 목표를 대본에 포함시킨다. 듣고 싶고 머릿속에 영구히 새겨 넣고 싶은 긍정적인 문장도 모두 기록한다. 그런 다음 이것을 몇 번이고 되뇌어본다.

5　당신 목소리가 듣기 싫다면 자신의 글을 읽어 CD에 녹음해줄 누군가를 찾는다. 단, 글의 끝 부분은 반드시 당신이 얼마나 좋은 사람인지, 얼마나 특별한 존재이며 성공적인 사람인지에 대한 찬사로 마쳐야 한다. 이 CD를 매일 몇 번이고 들어라. 특히 밤에 잠자리에서 들으면 좋다. 자는 동안 잠재의식은 사실상 깨어 있고 암시에 노출되어 있다. 곤란한 상황에 처하기 전 반드시 CD를 듣는다. 이런 과정을 반복함으로써 큰 노력 없이 낡은 음식 대화를 당신이 만든 새로운 음식 대화로 바꿀 수 있다.

6　프로그램이 진척되거나 질리기 시작하면 정기적으로 CD를 업데이트한다. 이렇게 함으로써 부지불식간에 식사량과 음식 종류를 완벽하게 조절할 수 있다. 당신의 음식 뇌를 다시 프로그래밍하는 데 성공했기 때문이다.

자기 최면과 이미지 유도 훈련은 목표를 달성하는 데 놀랄 정도로 유용하다. 그러나 여기서 제시한 것은 임상 치료도, 몸이나 정신 건강을 치료하는 방법도 아니다. 누구에게나 가능한 최선의 삶을 살 수 있도록 도움을 주는 방법으로 제시한 것이다.

< 흔들리지 않는 남자 라이프 플랜!

호르몬을
관리하라

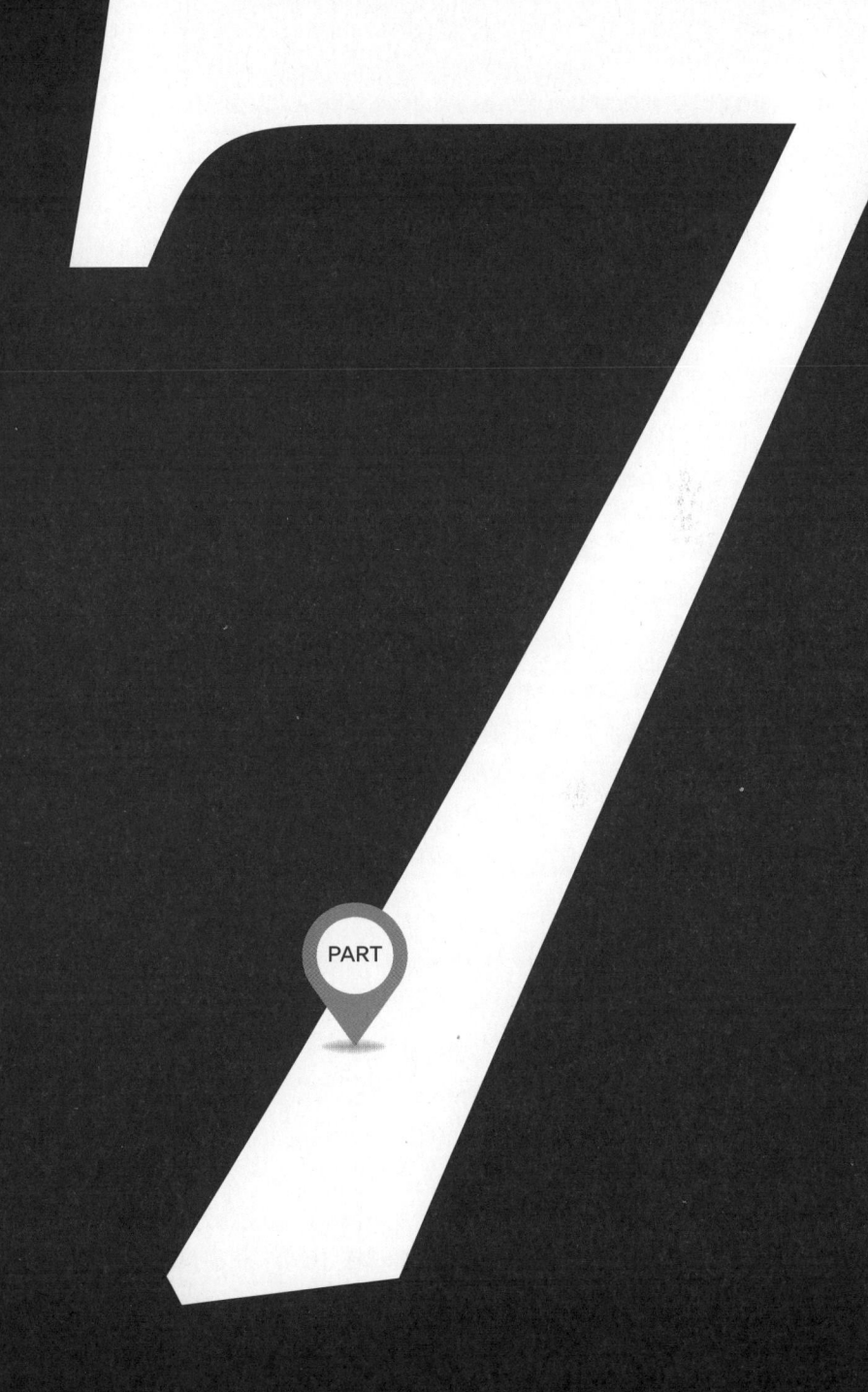

PART 7

충분한 테스토스테론 호르몬이
남성 갱년기를 막아준다

사람들은 내게 늘 묻는다. "호르몬을 복용하면 어떤 문제가 있죠?" 이럴 때 내 대답은 이렇다. "호르몬이 부족한 것이 문제입니다." 테스토스테론이 없으면 성행위를 할 수 없다. 테스토스테론은 또한 에너지와 활력을 높게 유지해주고 근육과 근력을 늘리며 체지방을 태워 없애고 기분과 감정을 안정시키며 뼈의 손실을 예방하고 정신력을 예민하게 해주고 심장을 보호해준다. 게다가 테스토스테론이 부족하면 대사성 증후군과 제2형 당뇨병이 생길 수 있다.

테스토스테론은 30세 이후로 매년 1~3%씩 감소하기 시작한다. 마흔 무렵이 되면 상황은 더 악화되고 이를 스스로 감지하기 시작한다. 40대 중반이 되면 '늙었다는 기분이 드는 것'에 불만을 느끼게 된다. 결과적으로 작업 능률이 떨어지고 삶의 질이 급강하며 자신을 둘러싼 '젊은' 경쟁자들을 걱정하기 시작한다. 그리고 한때 효과적이었던 능률이 더 이상 동일한 결과를 가져다주지 않는다.

남자에게 테스토스테론과 이와 관련된 다른 호르몬들이 소실된 상태를 휴환기 또는 남성 갱년기라고 한다. 휴환기 남성들은 성욕 감퇴, 골 밀도 감소, 피로감과 체중 증가, 근육과 근력의 소실 같은 갱년기 여성이 겪는 것과 유사한 증상에 직면하면서도 처음부터 매우 불리한 상황에 놓인다. 그런데도 이런 호르몬 감소에 대해 사람들뿐 아니라 의사들도 노화의 자연스러운 현상이라고 여기는 경향이 있다. 하지만 호르몬의 변화에 적극적으로 대처하면 건강을 지키기 위해 운동과 식이요법을 하는 것 못지않은 큰 효과를 얻을 수 있다.

스트레스가
테스토스테론 수치를 감소시킨다

　테스토스테론 감소의 원인 중 하나가 감정적 스트레스다. 수십만 년 전 옛사람들이 가졌던 '싸우기 아니면 도망가기' 경보 반응 체계는 아주 잠깐 동안의 '살기 아니면 죽기' 상황을 위한 주요 생존 장치로 작용했다. 이 체계는 매우 강력한 이화작용으로 우리 선조들로 하여금 몸속의 지방과 근육을 생존에 절대적으로 필요한 긴급한 에너지로 사용할 수 있게 신속하게 분해하는 스트레스 호르몬을 분비하게 한다.

　우리 모두는 이와 동일한 유전 부호를 물려받았다. 그런데 오늘날 우리에게 가해지는 스트레스가 옛날처럼 잠시 지속되는 경우는 거의 없다. 대부분의 스트레스가 지속적이고 오직 마음속에서만 인지되는 경우가 빈번하다. 이런 만성적 스트레스 상태는 스트레스 호르몬을 지속적으로 분비시키고 이것이 테스토스테론 생산을 심각하게 방해해 노화와 심장병, 관절염 같은 퇴행성 질환을 발생시킨다. 이런 이유로 테스토스테론 수치를 건강한 범위로 유지하는 것이 아주 중요하다. 앞서 얘기했던 스트레스 관리 전략과 이완 요법을 배우고 실천해서 스트레스를 최소화하는 데 최선을 다해야 한다.

몸은 테스토스테론 없이
작동하지 않는다

　　테스토스테론은 동화 작용, 즉 조직을 만드는 호르몬이다. 테스토스테론의 감소는 질병의 초기 표지이기 때문에 특히 신경 써야 한다. 테스토스테론 수치가 낮은 남성에게는 심장병, 알츠하이머, 전립선암, 쇠약증, 근육감소증 등이 발병할 위험이 높다. 테스토스테론 감소의 초기 징후는 대개 모호하다. 주관적으로 느끼기에 활력이 감소하고 짜증이 나며 기분이 저조하고 인지 기능이 저하되며 새벽 발기가 일어나지 않는다. 성욕 감퇴와 발기의 질 저하가 테스토스테론 감소 수치와 가장 관련이 높지만 사실 이런 증상은 매우 늦게 나타나고 다른 소견이 훨씬 더 일찍 나타난다.

　　설사 아무런 증상을 느끼지 못한다 하더라도 테스토스테론 감소는 장기적으로 건강에 영향을 미친다. 테스토스테론 감소는 단지 성 기능만 감소시키는 것이 아니다. 테스토스테론이 저하된 남성은 테스토스테론이 많은 남성에 비해 향후 18년 동안 사망할 확률이 18% 더 높다. 심장(심근)은 테스토스테론의 수용체가 가장 많은 장기다. 테스토스테론은 관상동맥 질환과 고혈압의 위험을 감소시키면서 심장병 환자의 심장 기능을 개선시킨다. 뇌는 심장을 제외한 장기 중 테스토스테론 수용체가 가장 풍부하다. 테스토스테론은 인지 기능을 개선시키고 치매 위험을 감소시키며 우울증과 불안, 공황 장애 증상을 감소시킨다.

마지막으로 호르몬, 특히 테스토스테론이 감소하면 골다공증에 의해 생기는 고관절 골절처럼 거동을 못하게 되는 질병에 걸릴 위험이 높아진다. 골 밀도 감소와 더불어 테스토스테론의 감소는 근육 소실로 이어진다. 지금까지 발표한 의학 논문에 따르면 테스토스테론 보충 요법을 시행하면 모든 연령층에서 근육 용량이 늘어난다고 한다. 이는 또한 체지방, 특히 복부 지방을 우선적으로 감소시킨다.

> **+ 당신의 아침은 어떠한가?**
>
> 내가 환자들에게 묻는 질문 중 하나는 새벽 발기에 관한 것이다. 언제 마지막으로 그랬는지 기억하지 못하거나 자주 그렇지 않다면 이 글을 자세히 읽어보기 바란다. 새벽 발기는 방광과는 아무 관련이 없으며 모든 것은 테스토스테론 수치에 달려 있다. 테스토스테론 수치가 낮아지면 새벽 발기가 사라질 뿐 아니라 평상시에도 발기하기 어렵거나 성욕과 성적인 것에 대한 상상이 사라진다. 40대에서 70대 후반에 이르는 남성 중 95%가 기상 시 발기를 경험하지 못한다.

테스토스테론, 발기 능력 그리고 성욕

발기와 성욕에 대한 테스토스테론의 영향력은 잘 알려져 있다. 테스토스테론을 생리학적 수준으로 회복시키면 몇 가지 성적 기능이 개선된다. 여러 연구에 따르면 성 기능과 기분, 행복감, 테스토스테론 수치 등이 삶의 질과 비례한다고 한다. 이는 전혀 놀랄 일이 아니다. 누구든 좀 더 나은 성생활을 누린다면 기분이 더 좋지 않을까?

미국 남성(40~70세)의 34%가 심각한 수준의 발기부전으로 고통받고 있다. 더 나쁜 것은 음경 경직도의 감소가 심장병의 초기 징후라는 것이다. 실제 연구에 따르면 남성들은 심장 발작이 생기기 4~5년 전에 발기부전을 경험하는 것으로 나타났다. 발기부전은 다음 질병의 조기 징후일 수도 있다.

- 콜레스테롤 상승(특히 저밀도 콜레스테롤)
- 고혈압과 비만
- 우울증/스트레스

남자라면 40세부터 매년 테스토스테론 감소에 대한 선별 검사를 받아야 한다. 또한 성 기능과 관련된 문제가 있다면 즉시 의사에게 말해야 한다. 이것이 개인적인 삶과 자존심을 되찾아줄 뿐만 아니라 전반적인 건강도 개선해줄 것이다.

안전하고 효과적인 테스토스테론 치료법

한때 의학 단체들은 대부분 테스토스테론 수치가 낮은 남성에게 성호르몬을 보충하면 질병에 걸릴 위험이 높아진다고 생각해 이를 억제했다. 하지만 지난 수년간 이런 믿음이 잘못됐다는 여러 연구 결과가 발표되면서 변화하기 시작했다.

최근 몇 년간 제약업계는 자연 그대로의 테스토스테론을 주입하는 새로운 방법을 개발해냈다. 단, 이 방법은 초기 몇 개월 동안 전형적인 부작용(여드름이나 지성 피부 같은 피부 반응, 유방 통증, 적혈구 과다증, 만성 폐쇄성 폐 질환, 수면 무호흡, 하지 부종 등)이 발생한다. 하지만 이는 대개 저절로 해결된다. 테스토스테론 요법을 받아야 한다면 의사와 상의해 다음의 치료법 중에서 선택하면 된다.

경피술 – 젤, 크림 또는 패치_ 별로 효과적인 방법은 아니다. 날씨에 따라 잘 흡수되지 않을 수도 있고 매일같이 시술해야 한다.

펠릿술 – 수술로 근육 속에 이식_ 수 주에 걸쳐

최고의 섹스를 위한 닥터 라이프의 실천 플랜

1 탁월한 건강 상태
2 금연과 금주
3 신선한 식품
4 충분한 휴식
5 지속적인 운동
6 최적의 호르몬 수치 유지

펠릿이 천천히 녹아 전신으로 스며든다. 테스토스테론 수치가 너무 높아지면 펠릿을 빼내야 한다. 수치가 낮으면 또 다른 펠릿을 주입해야 한다.

인간 태반 성선자극호르몬 주사_ 고환이 건강한 젊은 남자에게는 이 방법이 매우 좋지만 50세 이상의 남자에게는 효과가 떨어진다. 복부에 주사하는 방법으로, 자신의 고환을 자극해 더 많은 테스토스테론을 생산하게 한다.

매주 근육 주사_ 개인적으로 가장 선호하는 방식이다. 일정한 수준의 혈중 테스토스테론 농도를 유지할 수 있다.

테스토스테론 감소에 따른 증후

1 성적·육체적 능력 감퇴
2 조조 발기 횟수 감소
3 자연 발기 횟수 감소
4 수면 장애
5 변덕스러운 감정과 짜증, 불안, 우울
6 흐릿한 사고와 기억력 쇠퇴
7 심혈관계 관련 문제의 증가
8 근력 감소
9 피부 긴장도 감소와 처지고 주름짐
10 근육 감소와 체지방 증가
11 뼈 약화로 인한 골감소증이나 골다공증

생활 습관으로
테스토스테론양을 늘릴 수 있다

모든 사람이 테스토스테론 보충 요법을 받을 필요는 없다. 대부분의 사람들은 생활 습관을 바꾸는 것으로 똑같은 효과를 얻을 수 있다! 제약 산업의 도움 없이 테스토스테론 수치를 높이는 방법은 다음과 같다.

첫째는 라이프 플랜에 따라 식습관을 개선하는 것이다.

적절한 영양은 테스토스테론 수치를 높게 유지하는 데 가장 중요한 역할을 한다. 남성은 충분한 양의 단백질을 섭취해야 하는데, 단백질은 글루카곤 호르몬과 테스토스테론 분비에 중요한 근육 생성 반응을 자극한다. 또 많은 채소와 과일(열대성인 바나나와 파인애플은 제외)을 섭취하고 단순 당과 녹말(당질 지수가 높은 탄수화물)의 섭취를 제한해야 한다. 이런 것은 만성적으로 인슐린과 코르티솔의 농도를 높게 유지시킨다. 이런 호르몬은 테스토스테론의 작용을 거스르고 테스토스테론의 생산을 방해한다. 또 포화지방산과 마찬가지로 생선과 아마씨에 들어 있는 필수지방산(오메가-3)도 빼먹지 말아야 한다. 이런 영양소가 테스토스테론 생성에 꼭 필요하다. 저지방 식이는 테스토스테론 수치를 낮추고, 고단백에 소량의 탄수화물, 그리고 적당한 양의 지방은 테스토스테론 수치를 매우 높게 유지시킨다. 만일 지방과 단백질이 적고 복합 탄수화물과 섬유질이 많은 식사를 한다면 테스토스테론 수치가 매우 낮아 아무리 열심히 운동을 해도 근육과 근력을 쌓을 수 없다.

다음으로 중요한 것은 운동이다. 육체 활동이 부족하거나 너무 지나쳐도 테스토스테론 수치가 낮아진다. 훈련 시간과 강도, 횟수가 테스토스테론 수치를 결정한다. 운동이 짧으면서도 강렬할 때 테스토스테론 수치가 가장 많이 상승한다. 큰 근육군을 단련시키면서 테스토스테론을 최대한 많이 상승시키려면 쭈그려 앉기나 역기를 들어 올리는 벤치 프레스 같은 운동을 해야 한다.

사실 지구력 훈련을 너무 오래 하면 테스토스테론이 감소한다. 60분 운동하면 과도한 훈련의 결과로 코르티솔 수치는 올라가고 테스토스테론 수치는 떨어진다. 이는 6일간 지속될 수 있다. 이런 이유로 라이프 플랜 프로그램을 따르는 일부 남성들은 근력 운동을 하는 날에는 유산소 운동을 하지 않는다. 그러나 테스토스테론 수치가 문제 되지 않는다면 이렇게 할 필요가 없다.

마지막으로, 테스토스테론 생산을 극대화하기 위해 가능하면 8시간 동안 충분히 잠을 자야 한다. 호르몬 생산은 육체가 휴식할 때 극대화되기 때문이다.

테스토스테론 투여 방법

1. 표피에 (매일)
2. 혀 밑에 (하루 2번)
3. 근육 내에 (매주 1~2회)
4. 피하에 이식 (펠릿/데포) (3~6개월에 한 번)

케겔 운동으로
테스토스테론 수치를 끌어올릴 수 있다

보통 남자에게 전희는 3~6분이지만 오르가슴은 평균 10~16초 동안 지속된다. 테스토스테론 수치를 끌어올리지 않고서 이 평균을 높이려면 케겔 방식으로 골반 근육을 단련해야 한다. 그런데 노화와 비만, 과체중, 연약한 결체 조직 등이 골반 근육에 부담을 주고 이를 약화시킨다. 이럴 때 성적 만족감을 더 많이 느끼고 발기를 더 강하고 단단하게 유지하며 사정을 좀 더 조절할 수 있게 하는 것이 골반 근육을 강화시키는 목적이다.

비뇨기과 전문의 프랑크 조머 박사의 연구에 따르면 골반 근육 훈련을 하면 80% 더 강하고 단단하게 발기를 유지할 수 있다고 한다. 이는 비아그라 같은 발기부전 약물을 복용한 사람보다 더 나은 결과이다. 그레이스 도레이 박사의 또 다른 연구에 따르면 케겔 운동을 배운 남성 중 40%가 발기부전을 완전히 치유했고 35%는 상당 부분 개선되었다고 한다.

골반 근육 단력시키는 케겔 운동

1   우선 자신의 골반 근육을 찾는다.

방법은 화장실에서 소변을 보다가 중간에 소변 줄기를 멈추고, 그때 사용한 근육을 인지하는 것이다. 바로 그것이 골반 근육이다. 그런데 이를 습관처럼 하면 안 된다. 소변을 중간에 멈추면 방광에 문제를 일으킬 수 있다.

2 5~10분간 아래의 운동에 변화를 주며 훈련한다.
10회 반복으로 시작한 뒤 20~30회로 늘려 매일 몇 세트씩 반복한다. 변화를 느끼려면 3~4주 걸릴 것이다.

운동법

1 **느린 케겔**_ 골반 근육을 죄고 천천히 셋을 세면서 이완시키기를 10회 반복한다.
2 **빠른 케겔**_ 골반 근육을 죄고 10초 동안 가능하면 많이 이완시킨다.
3 **큰 움직임 케겔**_ 복부 전체와 골반 근육을 죄면서 내리 누르듯이 아래로 압력을 가한다.
4 **들썩들썩 케겔**_ 들썩거리면서 1~5초 동안 반복적으로 빠르게 골반 근육을 죄었다 푼다.

성장호르몬에도 신경 써라

성장호르몬은 단백질을 기반으로 한 호르몬으로 성장과 세포분열, 재생을 촉진시킨다. 인간의 성장호르몬은 그간 스포츠 선수들과 유명 인사들이 남용하기도 했다. 동시에 보수적인 많은 의사들은 완고하게 무시해왔다. 그럼에도 여러 연구 결과에 따르면 올바르게 사용하기만 하면 성장호르몬 결핍증이 확인된 환자의 건강이 개선된다는 것이 증명되었다. 나 역시 성장호르몬을 사용해 노화와 질병을 눈에 띄게 되돌렸기 때문에 성장호르몬 사용에 대해 긍정적으로 생각한다.

성장호르몬 얼마나 효과 있나

노화 관리 의학에 성장호르몬을 임상 적용한 것은 1990년대 대니얼 러드먼 박사가 뉴잉글랜드 의학지에 획기적인 논문을 발표하면서 시작되었다. 러드먼 박사는 61~81세의 건강한 남성들에게 성장호르몬을 투여하고 그 효과를 관찰했다. 실험 대상인 21명의 남자들에게 단지 성장호르몬을 매주 3회, 6개월 동안 주사함으로써 평균 8.8%의 근육 증가와 14.4%의 체지방 감소, 7%의 피부 두께 증가, 1.6%의 요추 골밀도 증가 효과를 보았다. 러드먼 박사의 연구 결과는 최근 미국 국립노화연구원과

존스홉킨스 대학교의 마크 블랙먼과 미치 하몬의 연구에서도 확인되었다.

그 후 노화 관리 의학 의사들은 성장호르몬을 성인을 위한 치료법 중 하나로 기꺼이 받아들였다. 과거 성장호르몬은 아이의 키 성장을 위해 주로 사용했다. 1986년까지만 해도 인간의 성장호르몬은 시신에서 추출했기 때문에 수여자에게 질병을 전파시킬 위험성이 있었다. 그러나 1986년 이후 성장호르몬을 실험실에서 상업적으로 생산해 질병 전파는 더 이상 문제 되지 않는다. 오늘날 성장호르몬은 안전하며 쉽게 구할 수 있고 주입하기도 편하다. 그런데 불행히도 값이 비싸다. 물론 성장호르몬 결핍증을 치료하지 않아 발병하는 질병을 치료하려면 평생 훨씬 더 많은 돈을 써야 하지만 말이다.

테스토스테론과 마찬가지로 일부 운동선수들은 근력을 늘리고 기량을 향상시키려고 성장호르몬을 남용한다. 대중의 관심을 집중시킨 또 다른 사실은 성장호르몬 요법이 악성 종양을 발생시킬 위험을 높인다는 것이다. 그러나 여러 학술 논문에 따르면 이런 주장에는 근거가 없다. 내분비학회의 현재 임상적 권고안에는 성장호르몬 요법에 의해 종양 발생이 증가한다는 점에는 아무런 근거가 없다고 명시되어 있다. 2001년 성장호르몬 연구 학회는 성장호르몬 요법이 종양의 성장과 관련이 있는지에 대해 광범위하게 검토했다. 그들의 최종 입장은 시사하는 바가 크다. 성장호르몬을 투여받은 환자들에게 "다른 종양(예를 들면 전립선이나 유방, 대장의 종양)에 대해 나이와 성별에 따른 표준 관리를 넘어서는 추가적인 추적은 현재로서는 권고되지 않는다."

성장호르몬 결핍증의 징후와 증상

인간의 성장호르몬은 뇌에 있는 뇌하수체에 의해 자연적으로 생산된다. 이는 신체의 재생에 결정적인 역할을 한다. 근육 감소나 무기력, 피부 긴장도와 질감, 과도한 체지방 축적, 기력 쇠진, 면역 기능 감퇴로 생기는 주요 증상을 많이 역전시키고, 성적 능력과 성욕을 증진시키기도 한다.

　노화가 진행되면서 성장호르몬 생산은 감소한다. 성인의 성장호르몬 수준은 20세에서 60세가 되면서 절반으로 떨어지고 그 이후 속도가 더욱 빨라진다. 다음은 성장호르몬이 감소하면서 경험하게 되는 징후들이다.

- ☐ 기력과 활력의 감소
- ☐ 성욕 감퇴
- ☐ 근력 감소
- ☐ 우울증
- ☐ 당뇨병
- ☐ 이상지질증
- ☐ 내피세포 기능 이상
- ☐ 피로감
- ☐ 고혈압
- ☐ 갑상선기능저하증
- ☐ 기억력 감퇴
- ☐ 대사성 증후군
- ☐ 비만
- ☐ 골다공증
- ☐ 인지력 불안정
- ☐ 운동 능력 감소
- ☐ 근육 결핍증
- ☐ 수면 무호흡증
- ☐ 수면 장애

이런 증상 때문에 검진을 받았더니 역시나 자신의 몸 안에 성장호르몬이 결핍되어 있다면 이것이 노화를 부르는 주요 원인이 될 수 있다. 이럴 때 방법은 스스로 해결하는 방법과 전문가의 도움을 받는 방법 두 가지가 있다.

전자는 라이프 플랜을 실천하며 저절로 성장호르몬 생산이 늘어나게 하는 방법이다. 최소 6~8주간 이렇게 해본 다음에도 성장호르몬 수치가 여전히 낮고 증상이 개선되지 않으면 성장호르몬 결핍증이 있는지 검사를 받아야 한다. 일단 치료를 시작해 성장호르몬을 투여받으면 3~4개월마다 수치가 정상 범위이고 증상이 개선되었는지 확인해야 한다.

적절한 운동과 식습관이 성장호르몬 수치를 높인다

성장호르몬 결핍증이라는 진단을 받았거나 설사 그렇지 않더라도 이 중요한 호르몬을 더 많이 만들도록 뇌를 재훈련시킬 수 있다. 적절한 운동과 더 나은 영양 섭취는 성장호르몬 생산을 증가시킨다. 운동은 성장호르몬 분비에 중대한 역할을 한다. 10~20분간의 유산소 운동을 마칠 무렵 성장호르몬의 혈중 농도는 최고조에 이르며 이는 2시간까지도 지속될 수 있다. 목표 심박수의 85% 이상으로 20~25분간 훈련하면 뇌하수체가 자극을 받아 더 많은 성장호르몬을 생산할 수 있다. 마찬가지로 무거운 무게를 들거나 쭈그려 앉기, 들어 올리기, 누워서 역기 들기 같은 큰 근육을 사용하는 운동도 성장호르몬 분비를 증가시킨다.

또 높은 포화지방산과 낮은 탄수화물 식단은 성장호르몬 분비를 30%나 줄인다. 반대로 단백질이 많고 건강한 지방으로 이루어진 식단은 성장호르몬 분비를 증가시킨다. 모든 단백질 식품에서 발견되는 아르기닌 같은 아미노산은 성장호르몬 분비를 자극한다. 또 성장호르몬 생산은 야채나 과일, 보조제 등에 함유된 칼슘, 철분, 칼륨, 마그네슘, 나이아신, 인, 리보플라빈, 티아민, 아연의 섭취와 비례 관계에 있다. 우리는 하루 종일 성장호르몬을 만들지만 대부분은 수면 중에 만들어진다. 따라서 잠을 잘 못 자거나 충분히 자지 않는 사람은 예외 없이 성장호르몬 수치가 낮으며 그중 많은 사람이 성장호르몬 결핍증에 걸릴 수 있다.

✚ 테스토스테론과 전립선암의 관계에 대한 진실

내가 만난 의사들은 대부분 전립선암과 테스토스테론에 관해 완전히 잘못 이해하고 있었다. 테스토스테론이 전립선암과 연관되어 있긴 하지만 의사들이 생각하는 것과는 완전히 반대다. 오랫동안 의사들은 테스토스테론 수치가 올라가면 전립선암이 자란다고 생각했다. 이 연구는 겨우 한 명의 환자를 대상으로 한 것이었다. 계속된 연구들이 이를 뒷받침하는 데 실패했다. 또 다른 대규모 연구에서 테스토스테론 농도와 전립선암은 아무런 관련성이 없다는 사실이 밝혀졌고 전립선암의 위험 인자 중 하나는 테스토스테론 수치가 높은 것이 아니라 낮은 것이라는 사실도 밝혀졌다.

그 밖에 관리가 필요한 호르몬

테스토스테론 이외에도 남성에게 가장 흔하게 처방하는 호르몬에는 DHEA와 갑상선호르몬, 멜라토닌, 드물게 성장호르몬 등이 있다.

DHEA(Dehydroepiandrosterone)_ 고환과 더불어 부신에서 생산되며 이후 에스트로겐과 테스토스테론으로 전환한다. 젊은 사람 수준으로 DHEA 밸런스를 다시 높이면 성욕과 성 기능 그리고 전반적인 기분을 향상시킬 수 있다. 또 성장호르몬 생산 증진에 사용되어 만성피로증후군, 우울증, 기억력 감퇴, 골다공증 등 노화의 폐해로부터 신체를 보호해준다. 보조 식품이라 의사 처방 없이 구할 수 있지만 정말로 제대로 된 것을 구입하려면 전문 의약품 수준의 DHEA를 구입하는 것이 좋다. 질이 떨어지는 DHEA를 복용하는 많은 환자들을 검사해본 적이 있는데 혈액에서 놀랍도록 미미한 양이 검출되었다.

갑상선(T4 또는 T3)_ 성 기능 이상을 경험하는 남성에게 갑상선 질환이 있을 수 있는데 이는 T4와 T3 복합 요법으로 나아질 수 있다. 갑상선은 T4를 생산하는데 이것이 몸에서 좀 더 활성이 강한 T3로 변환된다. 이 호르몬들은 우울증과 흐릿한 사고력, 피로감, 그 외 노화의 다른 증상들을 완화시킨다. 이는 간단한 혈액 검사로 결핍증을 확인한 다음 의사 처방전으로 구입할 수 있다.

멜라토닌_ 멜라토닌 보충 요법이 수면 패턴 조절에 도움이 된다는 말을 들어봤을 것이다. 그런데 멜라토닌은 항산화제 성질도 있어 전반적으로 건강에 도움이 된다. 멜라토닌은 성 기능도 향상시킨다. 보조 식품이므로 의사 처방 없이도 구할 수 있다.

✚ 성장호르몬 치료를 하지 말아야 하는 경우

1	뇌하수체 자극 검사를 하지 않았거나 검사를 했는데 성장호르몬 결핍이 아닌 정상인 경우
2	악성 종양
3	악성 종양의 과거력(기저세포암은 예외)
4	당뇨병성 증식성 망막염
5	간 또는 폐의 섬유화성 질환
6	양성 두개내 고혈압
7	혈당 조절이 안 되는 당뇨병

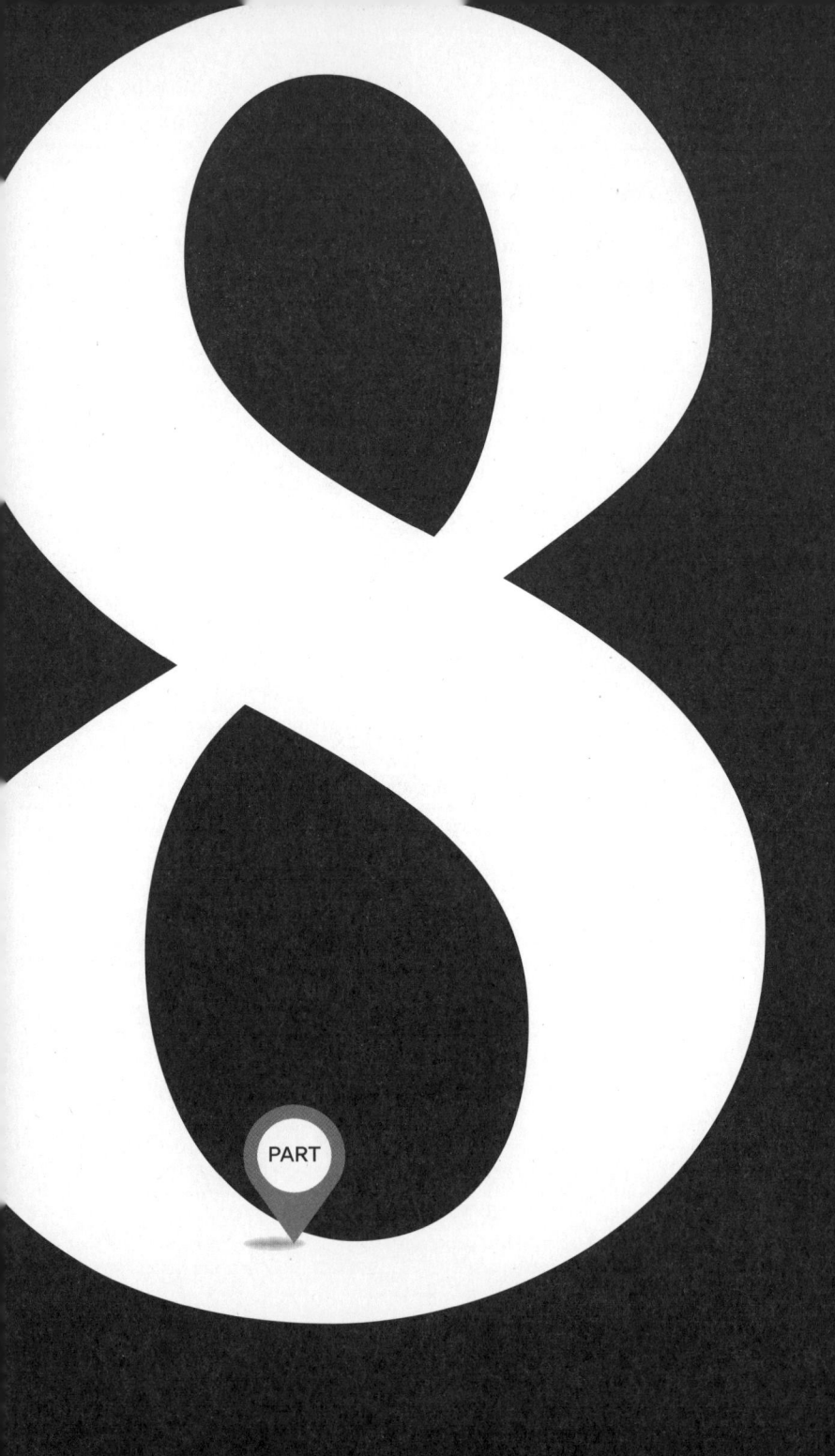

기능성 식품을
잘 활용하라

「 나이 들면 음식으로
모든 영양소를
공급받을 수 없다

종합비타민제와 몇 가지 영양 보충제를 상용하면 누구든 영양 상태와 장기적인 건강 상태가 상당히 개선될 수 있다. 특히 남자의 경우 건강한 식습관과 별도로 이렇게 고기능성 제품으로 식사를 보충해주는 것이 중요하다. 땅은 무리한 경작과 유독 화학물질, 산성비로 인해 비타민과 미네랄을 오래도록 빼앗겨왔다. 따라서 음식에 부족한 중요한 영양소를 비타민제나 보충제로 보충해주면 비타민, 미네랄, 필수지방산, 항산화제를 섭취할 수 있다. 이런 영양소는 질병을 물리치고 정력을 개선시키며 혈당과 인슐린 수치를 안정화시킨다. 또한 에너지 수치를 유지해줌으로써 하루 종일 원기를 솟게 하고 효율적으로 운동할 수 있도록 해준다.

사실 라이프 플랜의 식사 프로그램을 충실히 따르더라도 우리가 먹는 음식으로는 여러 영양소를 충분히 공급받을 수 없다. 몇 년 전까지만 해도 학자들은 비타민과 미네랄을 보충하면 괴혈병, 펠라그라병, 구루병 같은 질병만 예방할 수 있다고 생각했다. 그러나 지금은 이런 미량 영양소가 심장병, 암, 관절염, 백내장, 근육 감소, 근력과 골 손실을 포함한 노화의 징후를 예방하는 데 중요한 기능을 한다는 사실을 알게 되었다.

유산소 운동과 근력 운동을 열심히 하는 사람에게는 별도의 영양 공급이 꼭 필요하다. 운동을 하는 동안 흘리는 땀은 체내 여러 계통을 해독하는데, 그렇게 수분이 배출되면서 필수영양소도 동시에 빠져나간다. 따라서 운동을 원활히 하려면 신진대사 기제의 기능이 최고조에 달해야 하는데, 이때 추가로 다량 영양소(탄수화물, 지방, 단백질)와 미량 영양소(비타민, 미네랄)가 필요하다.

운동 많이 할수록
항산화제 꼭 필요하다

운동을 많이 하는 사람은 산화 스트레스 때문에 적절한 양의 미량 영양소를 섭취해야 한다. 강도 높은 운동을 하면 지방이 연소되고 근육이 불어난다. 이때 여분의 산소가 필요한데 그 직접적인 결과로 산화 스트레스가 발생한다. 여분의 산소는 양날을 가진 칼로 작용한다. 이는 날씬하고 근육질의 몸을 만들어주는 필수 성분을 공급하는 동시에 한편으로는 위험한 유해 산소를 만들어낸다. 유해 산소는 전자적으로 불안정한 산소 분자이기 때문에 안정된 분자가 되기 위해 마구잡이로 전자를 끌어 모은다. 전자 공급원은 DNA가 될 수도 있고 세포막이 될 수도 있고 중요한 효소가 될 수도 있고, 기능성 단백질이나 구조 단백질이 될 수도 있다. 이렇게 중요한 세포 조직이나 물질이 유해 산소에 전자를 빼앗기면 그 기능이 변해 암이나 심장병, 치매, 관절염, 근육 손상, 감염, 노화 같은 치명적인 결과를 초래할 수 있다. 더 나쁜 사실은 라이프 플랜을 실천해서 건강한 몸을 만들었다 해도 유해 산소 때문에 이것이 오히려 불리하게 작용한다는 것이다. 일주일에 적어도 5시간씩 최대 심박수의 80%로 운동하면 과도한 유해 산소로 인해 신체 조직이 위험해질 확률이 크게 높아진다.

다행히 과일이나 채소에 이런 유해 산소로부터 몸을 보호해주는 항산화제가 함유되어 있다. 그러나 활동적인 사람은 자연 식품에서 섭취할 수 있는 양보다 더 많은 항산화제를 섭취해야 한다. 필요량을 충족시키려면 매일 아침마다 3.5리터나 되는 양의 블루베리를 먹어야 한다. 그런데 비타민 C, E, A와 셀레늄, 피토케미컬을 비롯한 항산화제를 다량 함유한 보충제를 먹으면 이러한 문제가 해결된다. 항산화제는 퇴행성 질환 예방에 도움을 주고 고강도 운동 후 몸을 빠르게 회복시키며 근육과 근력을 향상시키고 운동과 관련된 근육 부상을 예방해준다.

✚ 비타민과 암

미국 암 연구 재단은 필수 미량 영양소 섭취가 부족하면 암 발생 위험이 증가한다고 발표했다. 영양소와 관련된 암 발생이 전체 암 발생의 60%에 이르며, 미국에서는 이와 관련된 암 환자의 사망률이 1/3에 달한다는 사실을 밝혀냈다.

닥터 라이프가 권장하는 기능성 식품

강도 높은 운동을 하는 사람이 건강한 삶을 유지하려면 다음에 소개하는 기능성 식품을 꼭 섭취해야 한다. 단, 늘 많다고 좋은 것은 아니다. 다음의 보충제를 참고하여 의사와 상의한 후 복용하라. 보충제는 아침용, 저녁용 하는 식으로 한 끼 분량으로 나누어 먹는 것이 좋다. 이렇게 하면 유해 산소와 싸우는 데 필요한 수용성 항산화제를 충분히 섭취할 수 있다. 사실 어떤 것을 언제 먹어야 하는지는 중요하지 않다. 대부분의 종합비타민제와 미네랄은 아침용, 저녁용이 따로 포장되어 있다. 현재의 건강 상태와 의사의 권유에 따라 알맞게 섭취하면 된다.

1 종합비타민제와 미네랄 보충제
2 필수지방산
3 유산균 보충제
4 비타민 D_3
5 코엔자임 Q_{10}
6 소팔메토
7 리코펜과 밀크티슬
8 칼슘과 피크노제놀/L아르기닌

기능성 식품의 올바른 사용법

종합비타민제와 미네랄 보충제

사람은 누구나 양질의 종합비타민제와 미네랄 보충제를 먹어야 한다. 종합비타민제/미네랄 처방전을 먹으면 미량 영양소 섭취를 35%까지 늘릴 수 있다. 티아민(비타민 B_1), 리보핵산(비타민 B_2), 니코틴산(비타민 B_3), 비타민 B_6, 비타민 B_{12}, 비타민 E, 그리고 엽산을 섭취하려면 적어도 일일 권장 섭취량(RDA)의 100%를 충족하는 제품을 선택해야 한다. 또 비타민 C 2000mg, 비타민 E 최소 400IU, 마그네슘 최소 100mg이 필요하다. 게다가 종합비타민제에는 비타민 K가 최소 $20\mu g$, 크롬, 구리, 셀레늄, 아연(15mg)이 함유되어 있어야 한다. 만약 쿠마딘 같은 항응고제를 복용하고 있다면 비타민 K의 복용량에 대해 의사와 상의해야 한다.

비타민 A는 과다하게 복용하면 독성이 생기거나 골 손실이 발생할 수 있다. 성분 표를 꼼꼼히 읽어 비타민 A를 어느 정도나 섭취하게 되는지 알고 있어야 한다. 비타민 A의 독성은 베타카로틴을 섭취하면 쉽게 피할 수 있는데 이는 베타카로틴이 체내에서 독성을 비타민 A로 변환시키기 때문이다. 보충제에 들어 있는 비타민 A는 레티놀(또는 비타민 A 팔미테이트나 비타민 A 아세트산염으로 불리는)에서 얻을 수 있다. 뼈를 보호하려면 레티놀을 하루 3000IU 이하로 제한해야 하는데 그 양이 적을수록 더 좋다. 베타카로틴이 골 손실의 원인은 아니지만 너무 많은 양을 섭취하면 흡연자의 경우 폐암 발생률이 높아진다. 베타카로틴은 하루 1만 5000IU 이상 섭취할 필요가 없다.

필수지방산(생선 기름 보충제)

오메가-3 지방산과 오메가-6 지방산은 우리 몸에서 만들어내지 못하기 때문에 음식이나 보충제를 통해 섭취해야 하는 필수지방산이다. 대부분의 사람들이 오메가-6 지방산을 더 많이 섭취한다. 이는 리놀산(옥수수유, 홍화유, 참기름)을 함유하는 식물성 기름 때문인데 이로 인해 오메가-6 지방산과 오메가-3 지방산의 섭취 비율이 불균형을 이뤄 심장병과 혈관 질환의 원인이 되고 있다.

이 두 가지 지방산의 균형을 맞추려면 오메가-3 지방산의 섭취를 늘려야 한다. 오메가-3 지방산은 보통 연어, 줄무늬농어, 참치(날개다랑어), 정어리, 청어, 고등어, 흰연어 같은 한류성 어류에 함유되어 있다. 미국심장협회는 심혈관을 보호하려면 최소한 주당 두 끼는 생선 위주의 식사를 해야 한다고 권고하고 있다. 그런데 수은이나 오염 물질에 중독되지 않은 자연산 연어나 그 밖의 생선을 찾기가 점점 어려워지고 있다. 이에 대한 대안이 수은과 오염 물질이 제거되고 DHA와 EPA가 풍부하게 함유된 고품질 생선 기름 보충제를 먹는 것이다.

생선 기름 지방산은 항염증 효과가 있어 류머티스성 관절염 같은 염증 질환 치료에 도움이 된다. 또 심장병 예방에도 효과

> **➕ 비타민과 미네랄의 차이**
>
> 비타민은 유기화합물로 소량을 영양소로 섭취해야 한다. 이와 반대로 미네랄은 흙에서 비롯된 것으로 살아 있는 생명체에서 만들어지지 않는다.

가 있다. 건강에 가장 좋은 방법은 캡슐 안에 EPA와 DHA가 많이 함유된 고품질의 생선 기름 보충제를 구입해 냉장고 안에 보관해두고 먹는 것이다. 1g짜리 캡슐을 하루 4개씩 복용하면 최적의 균형을 이룰 수 있다.

품질 좋은 제품을 구입하려면 병에 붙은 성분 표를 확인하도록 한다. 유통기한을 늘리기 위해 식품 첨가제나 방부제를 넣은 제품은 대개 효과가 떨어진다. 정제되었거나 정화된 생선 기름을 구입하면 좋다. 이런 제품을 만드는 식품 회사는 보충제를 가공하는 과정에서 의약품 등급의 생선 기름을 사용한다. 고품질의 생선 기름에는 EPA와 DHA가 적어도 60% 이상 함유되어 있다. DHA 농도는 18% 이상이어야 하는데 농도가 높을수록 품질이 좋다. 전체적으로 보아 몸에는 EPA보다 DHA가 더 중요한데 이는 여러 가지 질병을 치료해주는 효과가 크기 때문이다. 또 중요한 점은 분자 증류를 거친 제품을 구입해야 한다는 것이다. 분자 증류를 하면 생선 기름에 들어 있는 수소나 독성 물질 같은 불순물을 걸러내며 비타민 A나 D 같은 기타 영양소의 균형도 맞춰준다. 고품질의 생선 기름은 분자 증류나 진공 증류를 거친 후에 가

근육 강화에는 엽산이 필수!

엽산은 비타민 B의 일종으로 세포분열에 관여하며 대장암 예방에 효과가 있다. 또 새로운 근육 조직의 성장에 중요한 역할을 하므로 근육량과 근력을 키우는 데 반드시 필요하다. 이 외에도 엽산은 호모시스틴 수치를 낮춰주므로 심장병과 혈관 질환 예방에 도움이 된다. 체내에서 생성되는 호모시스틴은 혈관 내벽을 손상시키는 화학물질로 혈관 손상이 진행되면 급기야는 심장 발작으로 이어진다. 엽산은 비타민 B_6, B_{12}와 함께 작용해 호모시스틴을 무해한 아미노산으로 변환시킨다. 영양 부족과 과음은 엽산 수치를 크게 떨어뜨린다. 녹색 채소, 콩, 과일, 맥아를 충분히 먹거나 필수 비타민 400㎍이 함유된 종합비타민제를 복용하면 엽산 수치를 적절히 유지할 수 있다.

공, 포장한다.

마지막으로 생선과 생선 기름의 원산지를 확인해야 한다. 고품질의 생선 기름 보충제는 뉴질랜드와 노르웨이에서 생산한다. 이 지역에서 잡히는 생선은 오염이 덜 되어 여기서 추출한 기름은 정제가 그다지 필요하지 않다.

대구 간유(어떤 사람들은 생선 기름보다 이것을 더 선호한다)를 복용하고 있다면 비타민 A와 D의 함유량을 살펴보아야 한다. 대구 간유와 그 밖의 보충제를 함께 섭취하면 비타민 A와 D를 과다 섭취할 수 있다. 이럴 때는 대안으로 비타민을 제거한 대구 간유를 섭취한다.

> ✚ **생선 기름 섭취 늘면 비타민 E 섭취량도 늘려야 한다**
>
> 생선 기름에는 산화 과정에 의한 손상을 상쇄해주는 지용성 항산화제가 충분히 함유되어 있지 않다. 생선 기름 섭취가 늘면 그만큼 비타민 E의 섭취량도 늘려야 한다. 복합 토코페롤 형태로 비타민 E를 1일 400~800IU 정도 복용하면 이런 소비 증가분을 상쇄시킬 수 있다. 생선 기름 캡슐과 종합비타민제에도 비타민 E가 들어 있지만 그 양은 충분치 않다.

유산균 보충제

유산균(미생물) 보충제는 사람의 내장 안에서 서식하는 유익한 미생물과 유사한 박테리아 형태의 미생물이다. 이를 '우호적인 박테리아' 또는 '좋은 박테리아'라고도 한다. 유산균 보충제는 프리바이오틱(prebiotic)과는 다르다. 프리바이오틱은 소화되지 않는 음식으로 장내에 서식하는 유익한 미생물의 생육을 돕는 작용을 한다. 미국 국립보완대체의학연구소와 미국 미생물학회에 따르면 유산균 보충제는 복통, 유당 분해 효소 결핍증, 감염, 암 예방에 좋고 미량 영양소 흡수력을 높여준다고 한다.

유산균은 음식이나 영양 보충제를 통해 섭취할 수 있다. 여기에 해당되는 음식으로는 무살균 요구르트(구하기가 어렵다), 발효 우유, 비발효 우유, 된장, 청국장과 몇 종의 주스 등이 있고 보충제로는 캡슐형, 분말형, 알약형이 있다. 복용량은 미생물의 양(10억 마리)을 단위로 한다.

최근 들어 스포츠계에서는 상부 호흡기 감염이나 장염 예방 등 유산균 보충제의 잠재적 효능에 대해 큰 관심을 보이고 있다. 또 유산균 보충제가 면역력을 향상시키는 기제에 대한 연구가 진행되고 있다. 개인적으로 유산균 보충제를 기능성 식품에 포함시키는 것이 좋다고 생각한다. 적어도 여섯 종의 살아 있는 배양균이 혼합되어 냉장 보관된 것으로 구입해 집의 냉장고에 보관한다. 유산균에 따라 복용량이 다를 수 있으므로 권장 복용량도 참고해야 한다.

비타민 D_3

사실 비타민 D는 비타민이 아니라 스테로이드 호르몬의 한 종류다. 비타민 D 수치를 적절히 유지하면 암과 심장병, 조기 노화, 노화 관련 질병과 사망을 예방할 수 있다. 2008년 6월에 발표한 한 연구에서는 비타민 D가 결핍되면 심장 발작이 2.5배 높아진다고 보고했다. 또 이 연구는 비타민 D 수치가 낮은 사람은 심근경색증 위험이 60% 높아진다는 사실을 밝혀냈다. 비타민 D는 칼슘 흡수에 꼭 필요한 성분이므로 뼈를 성장시키고 골다공증을 예방하려면 비타민 D를 충분히 섭취해야 한다.

실내에서 일하는 사람에게는 대개 비타민 D가 부족하다. 비타민 D가 풍부하게 함유된 음식을 먹는 것만으로는 이 문제를 해결할 수 없다. 비타민 D는 대부분(90%) 피부를 햇볕에 노출시킴으로써 만들어지기 때문이다. 햇볕이 약하고 실내 생활을 많이 하는 겨울철에는 비타민 D가 충분히 합성되지 못한다.

25-산화-비타민 D 혈액 검사는 혈중 비타민 D의 수치를 알아보기 위한 가장 좋은 방법이다. 수치가 30ng/ml 이하이면 비타민 D 결핍 상태다. 최적 수치는

60~90ng/ml이다. 항경련 약물을 복용하는 사람은 비타민 D 보충제의 복용에 대해 의사와 상의해야 한다.

코엔자임 Q10

코엔자임 Q_{10}은 신체의 모든 세포에서 찾아볼 수 있지만 특히 심장 세포에 많이 들어 있는 비타민 유사 물질이다. 코엔자임 Q_{10}은 항산화 성질이 있으며 신체는 이것을 이용해 에너지 저장 단위인 ATP를 생성한다. 코엔자임 Q_{10} 수치는 20세를 넘어서면 낮아지기 시작하는데 이 수치가 낮으면 에너지 생산 경로가 방해를 받는다.

코엔자임 Q_{10}은 항산화 작용, 노화에 따른 시력 저하 방지, 운동 능력 향상, 면역 기능 개선, 심장병 예방, 노화 과정 지연 등의 효능이 있다. 콜레스테롤 수치를 조절하기 위해 지질강하제를 복용하는 사람은 코엔자임 Q_{10}을 추가로 더 섭취해야 한다. 지질강하제는 골격근과 심근의 코엔자임 Q_{10}을 고갈시키기 때문이다. 코엔자임 Q_{10}의 하루 권장량은 $100\mu g$이며 지질강하제를 복용하는 사람은 $200\mu g$을 섭취해야 한다.

소팔메토

소팔메토는 전립선이 증대(양성 전립성 비대증)되어 밤에 소변을 자주 보는 등의 비뇨기계 증상을 완화시키는 데 사용한다. 그런데 2009년 한 연구 리뷰에 따르면 소팔메토는 플라시보 효과 이상의 효험은 보이지 않는다고 한다. 내 경험상 소팔메토는 일관성이 없다. 나를 비롯해 일부 환자들은 소팔메토가 밤에 소변 보는 횟수를 상당히 줄여준다고 믿고 있다. 또 다른 사람들은 그다지 효과가 없다고 느낀다. 소팔메토를 시도해볼 가치는 있는데 이는 대부분의 남성이 복용하는 데 문제가 없기 때문이다. 85~95%의 지방산과 스테롤이 함유된 보충제를 찾아보자. 권장량은 하루 2회씩

160mg을 복용하는 것이다.

리코펜

리코펜은 토마토나 수박, 파파야 같은 붉은 과일(딸기와 체리는 제외)과 채소에 함유된 선홍색 안료를 만드는 식물성 화합물로 전립선암 등 몇몇 암을 예방하는 데 잠재적으로 도움이 되는 항산화제다. 영양학적 건강을 고려해 리코펜을 하루 20mg씩 섭취하는 게 좋다. 이 복용량을 종합비타민제의 성분과 비교해 균형을 맞추도록 한다. 많은 종합비타민제에 리코펜이 함유되어 있다. 리코펜은 지방산과 함께 복용하면 흡수가 더욱 잘되니 생선 기름 보충제와 함께 복용하도록 한다.

밀크티슬

밀크티슬의 씨는 만성적 간 질환을 치료하고 간을 독성으로부터 보호하는 용도로 2000년 넘게 사용해왔다. 지금도 밀크티슬의 생리적 효능, 치료 효과, 약리 효과에 대한 연구를 진행하고 있다. 2009년 〈암 저널〉에 발표한 50명의 어린이를 대상으로 실시한 연구에서는 밀크티슬이 화학요법에 따른 간 손상을 줄여준다는 사실을 밝혀냈다. 실리마린 70%를 함유한 200mg짜리 정제를 하루 두 번씩 복용한다.

칼슘

칼슘은 체내에 가장 풍부한 미네랄이다. 일부 음식에 함유되어 있기도 하고 유제품 등에 첨가하기도 한다. 칼슘은 보충제나 제산제를 통해 섭취할 수 있다. 칼슘은 근육 수축, 혈관 수축과 확장, 호르몬과 효소 분비, 신경계의 자극 전달에 필요하다.

몸은 혈액과 근육, 세포액의 칼슘 농도를 유지하려고 하는데 칼슘 섭취량이 적으면 몸이 임계 농도를 유지하기 위해 뼈에서 칼슘을 끌어낸다. 그러면 나이가 들어가면서 칼슘 손실로 약해진 뼈가 붕괴되고 급기야는 골 밀도가 낮아져 골다공증에 걸릴 위험이 커진다. 남성도 여성만큼이나 칼슘 보충제가 필요하다. 칼슘의 하루 권장량은 1000~1200mg인데 이 양은 일반 종합비타민제로는 충당할 수 없다. 따라서 칼슘 보충제를 별도로 섭취해야 한다. 칼슘 보충제로는 탄산칼슘 보충제와 구연산칼슘 보충제가 있다. 일반적으로 탄산칼슘제를 이용하며 이것이 값도 싸고 편리하다. 두 가지 모두 흡수력이 좋지만 위산을 줄이기 위해 펩시드(제산제) 같은 약을 복용하는 사람의 경우에는 구연산칼슘이 좀 더 쉽게 흡수된다.

피크노제놀과 L아르기닌

멋진 성관계를 가지려면 발기력이 좋아야 하는데 이는 해면체근의 이완력과 혈관의 팽창력에 좌우된다. 그리고 산화질소가 혈관의 팽창을 유발한다. 해안에서 자라는 소나무 껍질에서 추출한 피크노제놀은 산화질소 생산량을 늘려준다. 피크노제놀 보충제와 L아르기닌 보충제를 함께 복용하면 발기부전이 있는 남성의 성 기능을 아무 부작용 없이 상당히 향상시킨다. 40mg짜리 피크노제놀을 하루 두 번, 2g짜리 L아르기닌을 하루에 한 번 복용하면 가장 좋다.

믿을 만한 건강 보조제 어떻게 고르나

약국이나 건강식품 전문점에서 보충제를 구입하더라도 도무지 무엇을 사야 할지 정확히 알기는 힘들다. 고품질의 보충제를 사는 것이 중요한데 이는 곧 비싼 브랜드라고 생각하기 쉽다. 이럴 때 보충제는 입소문 난 곳에서 구입하는 것이 좋다. 이런 곳에서는 제품의 품질에 대한 유익한 조언을 들을 수 있다. 온라인을 통해 구입하는 것도 좋다. 그리고 일반적으로 캡슐이 알약보다 체내 흡수율이 좀 더 좋다.

내가 권하고 싶은 것은 세니제닉스 기능성 식품이다. 케네스 H. 쿠퍼 박사도 몇 가지 좋은 비타민과 미네랄 보충제를 만들어 판매한다. 이런 제품에 대해서는 그의 웹사이트(www.coopercomplete.com)에서 리뷰를 볼 수 있다. 그 제품 중 하나가 '쿠퍼 컴플리트 엘리트 애슬릿(Cooper Complete Elite Athlete)'이다. 이것은 비타민/미네랄 보충제로 지구력이 필요한 유산소 운동 선수를 위해 특별히 제조한 제품이지만 고강도 근력 훈련을 하는 사람도 마찬가지 효험을 볼 수 있다. 이 제품에는 칼슘이 함유되어 있지 않으므로 1000~1200mg의 칼슘 보충제를 별도로 섭취해야 한다. 또 다른 고품질 보충제로 누트라스크립티브스가 있다. 이런 보충제에 대해 더 많은 정보를 얻고 싶다면 닥터 라이프 웹사이트(www.drlife.com)를 참고하라.

보 충 제 ✚
사는 것이 다가 아니다!
반드시 복용하라

보충제에 관한 가장 중요한 규칙이 꾸준히 복용해야 한다는 것이다. 벽장 안에 쌓아두기만 하면 아무 소용이 없다. 보충제가 효과를 보이는 데는 수 주가 걸릴 수도 있으므로 보충제로 최선의 결과를 얻으려면 꾸준히 복용해야 한다. 비타민과 미네랄 보충제만으로는 수많은 건강 문제를 책임지는 수천 가지 미량 영양소의 모든 기능을 감당할 수 없다. 또한 최고의 보충제라도 균형 잡힌 식사가 우선되어야 효과를 본다. 비열대성 과일, 채소, 건강에 좋은 지방, 고품질 살코기를 충분히 먹어야 한다.

Info. 곧 현실이 될 안티에이징 혁신 의학 정보

미래의 건강을 지배한다, 유전자 검사

염색체는 게놈이라고 하는 유전적 물질로 구성되어 있다. 세포에는 23쌍의 염색체가 있는데 그중 반은 아버지로부터, 나머지 반은 어머니로부터 물려받는다. 염색체는 매우 긴 이중 나선형의 DNA 구조로 되어 있고, DNA는 유전자라는 하부 단위로 구성되어 있다. 사람의 유전자형은 세포의 독특한 유전 조합으로 결정된다. 이것 자체는 눈으로 볼 수 없고 물리적 특성(키, 머리 색, 눈동자 색, 피부색)이 있는 것도 아니지만 내적인 유전자 변이로 인해 각자를 독특한 존재로 만든다.

의사들은 유전자를 검사해 유전자 구성을 분석함으로써 환자의 건강 조건과 유전병의 위험을 진단한다. 임상의는 유전병과 관련된 유전자 코드 안에서 돌이변이 유전자와 변질된 유전자를 분리한다. 돌연변이 검사로는 유전 조건을 진단하거나 미래에 발병할 질병을 알아낸다. 이 검사로 가족이 같은 유전병에 걸릴 위험이 있는지 알아낼 수 있다.

유전자 검사는 나이에 상관없이 할 수 있다. 또 감염을 비롯한 다양한 질병을 대상으로 시행할 수도 있다. 박테리아와 바이러스, 기생충은 저마다 독특한 유전자 코드가 있으며 이를 유전자 검사로 밝혀낼 수 있다. 또 유전자 검사는 HIV나 C형 간염 같은 전염병에 대해 치료가 어느 정도 효과를 보이는지 결정하는 데도 유용하다. 유

전과 관련된 질병으로는 알츠하이머병, 골수 장애, 심혈관 질환, 소아 지방변증, 대장암, 낭포성 섬유증, 당뇨병, 다운증후군, 백혈병, 낭창, 림프선종, 비만, 골관절염, 겸상적혈구병 등이 있다.

유전적 경향과 미래의 질병 위험을 검사하는 방법에는 몇 가지가 있다. 유전자 검사는 유전과 관련된 질병이 발병하기 전 그 돌연변이를 알아내 치료할 수 있도록 해준다. 미래의 건강 상태를 알면 이에 대해 알려진 지식을 동원해 어떤 조치를 취할 수 있다.

의미 있는 결과를 얻으려면 몇 가지 검사가 필요하며 가족도 검사를 받아야 한다. 유전자에 관해 상담을 받으면 어떤 검사가 필요하며 누가 검사를 받아야 하는지, 또 비용은 얼마인지, 결과로 무엇을 얻을 수 있는지 알 수 있다. 유전자 검사는 1200가지가 넘으며 지금도 늘어나고 있다. 가장 많이 실시하는 유전자 검사는 다음과 같다.

직접 검사_ 유전자 안의 DNA/RNA를 직접 검사한다.
간접/연관 검사_ 질병을 일으키는 유전자와 관련된 유전자 표지를 찾는다.
생화학 검사_ 질병으로 이끄는 대사 오류를 알아내기 위해 대사 물질과 효소를 분석한다.
세포 유전 검사_ 비정상의 표시를 찾기 위해 염색체 수와 형태를 판별한다.

의사, 유전자 전문의/상담사, 간호사가 필요한 검사를 지시할 수 있으며 혈액, 소변, 침, 변, 조직, 뼈, 머리카락 같은 유전자 재료를 채취해 실험실에 보낸다. 실험실에서는 유전자 재료를 추출한다. 세포를 분해해 유전자를 분리한 후 조작하여 평가한다. 결과는 흑백을 가르듯 분명하게 나오지 않을 수도 있다. 다른 검사를 함께 하면 진단이 좀 더 분명해질 수 있다. 이 정보로 무엇을 알아낼까 하는 점과 검사 결과를 기초로 삶을 어떻게 이끌어나갈까 하는 점도 중요하다.

과학자들은 현재 유전자를 이용해 치료하며 유전자 결함이나 유전자 이상으로 발병한 질환을 치료할 방법을 연구하고 있다. 또 유전자 치료로 심장병, AIDS, 암을 치료할 방법을 연구하고 있다. 유전자 치료의 미래는 밝은 편이다. 유전자 치료는 여러 가지 방법으로 이루어진다.

- ☐ 돌연변이 유전자를 건강한 복제 유전자로 대치한다.
- ☐ 돌연변이 유전자를 비활성화시킨다.
- ☐ 질병과 싸울 건강한 유전자를 주입한다.

의학의 돌파구, 성체 줄기세포 치료법

성체 줄기세포는 골수와 말초 혈액에서 채취한다. 성체 줄기세포를 채취해도 배아에는 이상이 없다. 한 부위에서 성체 줄기세포를 채취하지만 이것은 다양한 종류의 세포로 분화한다. 골수 세포는 이 세포가 위치한 거의 모든 곳에서 재생될 수 있다. 그러면 이것이 면역 세포, 조직, 기관, 혈액을 복원시킨다. 보통 줄기세포 치료법을 재생 의학이라고도 한다. 줄기세포 치료법은 병과 싸워 회복시키고 노화를 방지해주는 최첨단 혁신 의학이다. 현재 FDA 승인을 받은 치료법은 없지만 가까운 시일 내에 이 상황이 변하리라고 믿는다.

백혈병, 림프종, 골수종, 심혈관 질환, 방사능 손상, 다발성 경화증, 루푸스, 자가 면역 질환, 조직 재생/화상, 제1형 당뇨병, 정형술, 겸상적혈구병, 재생불량성빈혈,

신경 질환, 관절염 등의 질환에는 현재도 성체 줄기세포 치료를 시행하고 있다. 또 척추 부상, 뇌졸중, 중증 전염병, 루게릭병, 제2형 당뇨병, 골다공증, 자가 면역 신경 질환, 아밀로이드증(조직에 비정상적인 단백질이 형성되는 증상)을 치료할 가능성이 잠재되어 있다.

전도유망한 분야 중 하나가 줄기세포 연구와 심장병 연구다. 심장 발작은 심장 조직을 손상시키고 심근 세포를 고갈시킨다. 과학자들은 줄기세포가 혈관을 새로이 재생시키고 활동시키는 기제에 대해 알아가고 있다. 또 줄기세포가 만성 중증 심장 질환(울혈성 심부전)에 효과가 있음을 밝혀내고 있다.

미국에서 줄기세포의 효력을 둘러싼 논란 중 소비자에게 가장 영향을 미치는 것은 보관, 즉 '은행식' 체계를 만드는 것이다. 줄기세포의 관점에서 보면 이는 지금 우리가 사용하는 치료 방침의 문제라기보다는 미래를 위한 의료보험 정책의 문제다. 성체 줄기세포를 수집해 저장해두고 몇 년마다 한 번씩 몸에 주입하면 노화를 늦출 수 있을 거라는 생각이 널리 퍼지고 있다. 미국에서 줄기세포 은행은 합법이다.

미국에서는 줄기세포 치료법이 승인되면 누구나 세포 은행을 이용할 수 있다. 그러나 사람마다 다르기 때문에 이 은행에서 자신에게 맞는 세포를 찾을 확률은 20~50%에 지나지 않는다. 나는 줄기세포 치료법이 다음 세대의 혁신적인 치료법임을 믿기 때문에 라이프 플랜을 통해 가장 건강한 몸 상태를 만들고 나서 몇 달 후에 줄기세포를 보관하도록 권한다. 성체 줄기세포는 나이가 80대에 들어서도 채취할 수 있지만 건강하고 젊은 세포가 언제나 더 좋은 법이다. 그러나 더 중요한 사실은 나쁜 생활 습관과 질병이 줄기세포의 건강에 부정적인 영향을 끼친다는 점이다.

줄기세포 보관에 관심이 있다면 몇 달 동안 블루베리나 토마토, 녹차 같은 항산화제가 풍부한 식품의 섭취를 늘리는 것이 좋다. 이런 식품과 비타민 D_3는 골수를 83% 늘려준다고 알려져 있다. 생선 기름 보충제에 함유된 오메가-3 지방산은 성체 줄기세포 치료에 도움이 된다. 마지막으로 테스토스테론과 성장호르몬 대체에 관한 연구에 따르면 호르몬요법이 줄기세포의 효능을 향상시킨다고 한다.

줄기세포를 채취하면 실험실에서 처치한 후 극저온의 완전한 상태로 영구 보관한다. 저온으로 냉각된 줄기세포는 액체질소(-196℃)로 채운 탱크에 저장해 수년간 보관한다. 줄기세포는 다시 얼릴 수 없으므로 필요할 때 꺼내 해빙시키기 전까지 탱크 안에 보관한다.

미래의 안티에이징 치료 해법, 텔로미어

텔로미어는 세포를 보호하는 덮개 같은 기능을 하는 염색체의 끝 부분에 위치한 DNA 조각들이다. 세포가 분열할 때마다 텔로미어가 짧아지는데 이것이 세포의 노화 현상을 유발해 죽음에 이르게 한다. 노화 현상을 막으려면 텔로미어의 길이를 늘이거나 텔로미어의 길이가 짧아지는 것을 막아야 한다. 짧은 텔로미어는 세포를 조기 노화로 이끌며 암 발생, 특히 치명적인 암 발생의 위험을 높인다.

2009년 1월 나는 텔로미어의 길이를 유지하는 데 도움을 주는 천연 효소 텔로머라아제(telomerase)를 최초로 합성한 회사인 뉴욕의 TA 사이언스의 고문 자격으로 혁명적인 텔로미어 연구에 참여했다. 이 회사 제품인 TA-65는 중국 허브인 자운영에서 추출한 것이다. 자운영은 1000년 이상 약재로 이용해왔다. 나는 미국에서 TA-65를 처방할 자격을 가진 몇 안 되는 의사 중 한 명이다. 이 약재의 효능은 정말 놀라워서 조만간 의사들이 널리 사용할 것으로 기대된다.

이 제품은 노년에 들어서도 삶의 질을 유지할 수 있는 최고의 기회를 주며 질병의 위험을 줄여준다. 심지어 수명도 늘려줄 것으로 기대된다. 실제로 나는 건강한 노년층 환자에게 TA-65를 처방할 수 있고, 몇몇 환자는 TA-65의 효과를 톡톡히 보고 있다. 텔로미어의 길이를 늘이는 것을 목표로 한 회사가 속속 설립되고 있다. 이들이 내놓은 첫 번째 영양 보충제가 '텔로미어 랭스 퍼뮬러'로 텔로미어가 짧아지는 세 가지 주요 원인, 즉 노화, 산화 스트레스, 염증을 표적으로 삼고 있다. 더 많은 정보를 얻으려면 www.maxlife.org를 방문하면 된다.

자연적으로 텔로머라아제의 활성화 정도를 증가시킬 수 있으며 그럼으로써 세포 손상을 막고 텔로미어의 길이를 늘일 수 있다. 다시 한 번 강조하지만 이를 위해 가장 좋은 방법이 라이프 플랜을 실천하는 것이다. 스트레스를 줄이고 건강한 식사를 하고 운동을 적절히 하면 텔로미어가 짧아지는 것을 막을 수 있으며 몸을 젊게 유지할 수 있다.

라이프 플랜을
의사와 함께 공유하라

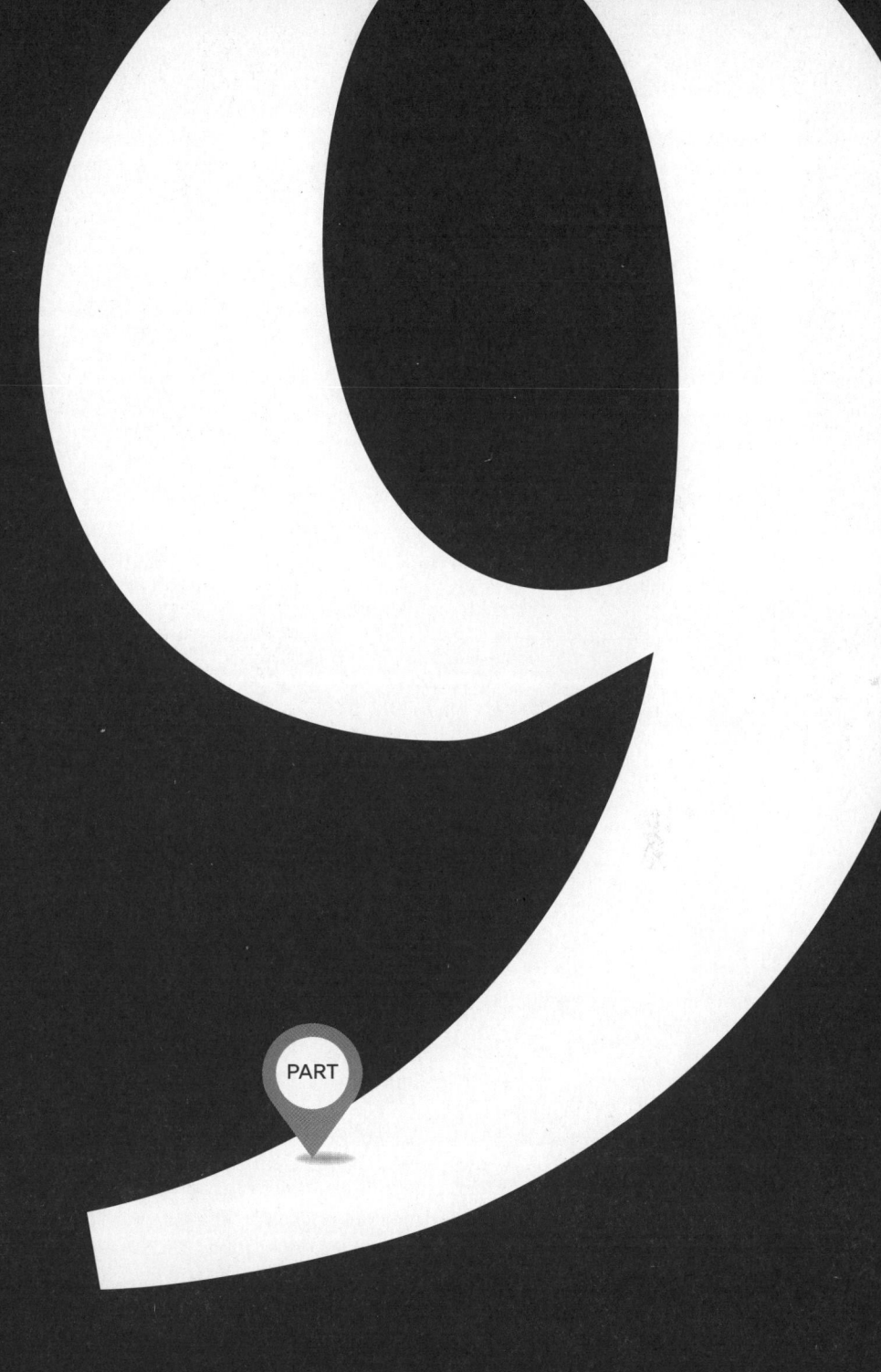

PART 9

나이가 들면
내 몸에 대해 편히 말할 수 있는
주치의가 필요하다

남자의 라이프 플랜을 시작하기 전 먼저 의사와 상담하기를 권한다. 가장 좋은 출발은 의사와 함께 하는 것이다. 그런데 사실 노화 관리 약물을 늘어놓으면 의사가 위기감을 느낄 수 있다. 의사가 내가 말한 치료법에 대해 잘 알지 못할 수도 있기 때문이다. 그러면 의사에게 이 책에 나온 참고 문헌 항목과 내 연구에 도움이 된 논문들을 보여주도록 하자. 의사가 '나이 먹는 것도 인생의 일부'라며 여전히 이를 무시한다면 다른 의사를 찾아봐야 한다.

라이프 플랜 시작 전
의사에게 물어봐야 할 아홉 가지 질문

다음의 아홉 가지 질문에 의사가 만족스러운 답변을 하지 못하면 다른 의사를 찾기 바란다.

1. 비용과 의료보험이 문제 되지 않는다면 의사로서 노화에 따른 삶의 질을 어떻게 개선시킬 것이며 노화 관련 질병의 위험을 어떻게 줄일 것인가?
2. 질병의 위험을 줄이고 수명을 늘리기 위해 어떤 영양 보충제를 권할 것인가?
3. 호르몬 결핍을 치료해 삶의 질을 높이고 노화 관련 질병의 위험을 줄일 아이디어는 있나?
4. 당신이나 당신의 가족 중 누군가가 나와 같은 상황에 처해 있다면 당신은 무엇을 하겠는가?
5. 만일 의사가 이 분야 전문가라며 소개해준다고 하면 다음과 같이 묻는다. "당신이 같은 문제에 처해 있어도 같은 전문가를 소개하겠는가?"
6. 진료비가 처방 방법, 추천 방법, 진단 검사에 따라 달라지는가?
7. 비용과 의료보험이 문제 되지 않는다면 내게 생겼을지도 모르는 병을 조기 진단하기 위해 어떤 조언이나 처방, 의료 검사를 할 것인가?
8. 건강에 도움이 될 만한 대안 요법이나 보충 요법은 있는가?
9. 건강 전반에 걸쳐 영양과 운동이 미치는 효과에 대해 어느 정도 교육을 받았는가?

최고의 의료 서비스는
스스로 이끌어내는 것

　　닥터 라이프가 제시한 라이프 플랜 프로그램을 가장 잘 수용할 수 있는 의사는 호르몬 수치를 정상으로 유지하는 것으로 문제를 진단하는 내분비과 전문의가 아니다. 내분비과 전문의는 당뇨병, 갑상선 질환, 대사 이상, 골다공증, 콜레스테롤(지질) 이상, 저성장증, 내분비암 등에 초점을 맞춘다. 이 중 한두 가지 질환을 앓고 있다고 해도 남성 갱년기나 호르몬 결핍 치료를 포함해 이와 관련된 문제에 익숙한 1차 진료 의사의 상담실에서 치료를 시작해야 한다. 그 의사는 "운동을 하고 식사량을 줄여 살을 빼야 합니다"라는 말 이상의 심도 있는 방법으로 운동과 영양의 중요성에 대해 말해줄 수 있어야 한다.

　　의사를 찾아가기 전 전화로 상담할 수도 있다. 의사가 웹사이트를 운영하면서 의학에 관한 정보를 공유하는지 알아보는 것도 한 방법이다. 최근에 그 의사가 책을 냈다면 이 또한 그가 최신 정보에 밝다는 신호다. 입원해야 한다면 그 병원의 의사를 선택해도 좋다. 또 다른 선택은 나와 같은 노화 관리 치료 전문의를 찾는 것이다.

　　생명을 위협하는 질병을 발견하려면 의사의 진단을 기다리기만 해서는 안 된다. 다음번 의사를 만날 때는 간호사에게 골 밀도 같은 특별한 사안에 대해 얘기하고 싶다고 말하자. 일단 어떤 건강 문제를 꺼내면 그것이 진료 기록으로 남는다. 그러면 이

사안이 의사에게는 처치를 요하는 의무가 된다. 따라서 올바른 질문을 해서 잠재적인 유전적 요인을 알아내야 한다.

"부모님께서 좀 젊었을 때부터 앓은 노화 관련 질환으로 돌아가셨어요. 노화 관련 질환 예방법이나 치료법이 있나 알고 싶어요. 호르몬 수치와 골 밀도, 콜레스테롤 수치를 검사해주세요."

"아버지가 심장병으로 50대에 돌아가셨어요. 칼슘 지수 검사와 경동맥 초음파 검사를 하고 싶은데요."

마흔 이후 최적의 건강을 유지시키고 질병 위험을 낮춰주는 중요 검사 리스트

다음은 40대 이후 정기적으로 받아야 할 검사 목록이다. 이런 검사를 통해 질병을 초기에 예방할 수 있다. 더군다나 이런 검사는 젊음을 유지하고 질병에 노출될 위험을 줄이기 위한 기초 정보로 활용할 수 있다.

검사	내용	최적 결과
골격, 요추, 엉치뼈 골 밀도 검사 또는 덱사 스캔	뼈가 약해지거나 부러지는 원인인 골다공증의 위험이 있는지 알 수 있다. 덱사 스캔 또한 체 성분(체지방도와 근육량)을 산정하여 골다공증 치료를 관찰하는 데 이용한다. 덱사 스캔은 빠르며 통증이 없고 조직을 손상시키지 않는다. 이것은 골절, 암, 감염 등의 이상 증세를 알아보기 위한 골 스캔과는 다르다. 45세 이상의 남성은 매년 덱사 스캔을 해야 한다.	T점수>0
안과 검사(녹내장 검사와 암슬러 격자 검사)	시력을 측정하고 안과 질환을 알아보기 위한 검사다. 40~65세에는 2년 또는 4년마다 이 검사를 받아야 한다.	음성
혈압 검사	혈압은 혈관을 흐르는 피가 발생시키는 힘으로 활력을 알 수 있는 주요한 징후다. 최고 혈압은 수축 혈압이라 하고 최저 혈압은 확장 혈압이라고 한다. 혈압의 단위는 mmHg이다.	120/80 또는 그 미만

암 선별 검사

검사	내용	최적 결과
결장경 검사	결장과 직장 내부를 조사할 수 있다. 검사 준비와 검사 자체는 고통스럽지 않다. 용종(전암 증상으로 발전할 수 있다)이 발견되면 이것을 쉽게 제거할 수 있다. 50세에 들어선 사람은 이 검사를 꼭 받아야 하며 이후 5~10년마다 검사받아야 한다. 용종이나 암의 가족 병력이 있는 사람은 결장경 검사를 언제 하며 어떤 빈도로 해야 하는지 의사와 상담해야 한다.	음성

검사	내용	최적 결과
전립선 직장 수지 검사	전립선의 전반적인 건강 상태를 알아보고 초기에 전립선암을 발견하기 위한 검사다. 보통 신체검사의 일부로 실시한다. 전립선암의 가족 병력이 있는 사람은 40세부터 매년 정기적으로 검사하는 것이 좋다.	음성
전립선 특이 항원(PSA) 검사	PSA는 전립선 세포에 의해 만들어지는 단백질이다. 이 검사로 PSA의 양을 알아내며 증상이 발발하기 전에 전립선암을 미리 가려낼 수 있다. 전립선암, 전립선 확대, 전립선 감염이 PSA 수치를 높인다. 45세부터 검사를 시작해야 하며 가족 병력이 있으면 40세부터 시작하는 것이 좋다.	0~3ng/ml

혈당 조절 검사

검사	내용	최적 결과
헤모글로빈 A1c(당화혈색소) 검사	장기간에 걸친 혈당 조절과 음식, 운동, 약물이 혈당 조절에 주는 영향을 알아보기 위한 것이다. 매년 3~4회 검사받아야 한다.	<5.5%
인슐린(공복) 검사	인슐린에 대한 몸의 감수성을 알아보기 위한 검사다. 수치가 높으면 제2형 당뇨병의 원인인 인슐린 저항성이 있음을 나타낸다.	<5ulU/ml
포도당(공복) 검사	정해진 시간에 혈액 내 포도당의 양을 측정하기 위한 것이다. 혈당 수치가 일정한 시간이 지나도 높게 유지되면 눈, 신장, 신경, 혈관이 손상될 수 있다. 고혈당 수치는 당뇨병을 의미한다.	65~99mg/dl
경구 당부하 검사	한 시간 검사와 두 시간 검사로 인슐린 저항성과 당뇨병 발병을 알아낼 수 있다.	2시간< 140mg/dl

심장 검사

검사	내용	최적 결과
경동맥의 내중막 두께 검사	이 검사는 경동맥 초음파 검사와 죽상경화증(플라크)의 표시자인 내중막 두께 측정으로 구성된다. 이 검사로 급성 질환과 잠복성 질병을 감지해낸다. 또한 심혈관 질환을 분명하게 밝혀내고 예방 치료를 최적화해주며 죽상경화증의 진행을 관찰할 수 있도록 해 의사에게 유용하다.	음성

검사	내용	최적 결과
ABI 검사	팔의 혈압과 발목의 혈압을 비교하는 간단한 검사다. 이 검사로 말초 동맥 질환을 알아낼 수 있고 심혈관 질환으로 인한 사망을 예측할 수 있다.	>0.90
복부 대동맥류 선별 검사	동맥류를 알아내기 위해 복부 대동맥을 초음파로 검사한다. 심혈관 질환 요인이 한 가지 이상 있는 50세 이상인 사람은 모두 이 검사를 받아야 한다.	음성
심장 부하 검사	혈액의 흐름을 진단하고 심장으로의 혈액 공급과 산소 공급이 원활한지 알아보기 위한 검사다. 또 이 검사는 심장, 혈관, 폐 건강에 관한 중요한 정보를 제공한다. 트레드밀이나 실내용 자전거 위에서 이 검사를 실시하는데 심박수와 혈압, 산소 수치가 기록되어 저장된다. 45세 이상은 정기적으로 검사받아야 한다.	음성
관상동맥 칼슘 지수	관상동맥 석회화를 진단하려면 CT 촬영을 해야 한다. 이 검사는 플라크에 대한 조직 검사의 근거가 된다. 양성 반응을 보이면 정밀 검사를 해야 한다.	zero

심혈관 혈액 검사

검사	내용	최적 결과
호모시스테인 검사	호모시스테인 수치가 높으면 심장병, 알츠하이머병, 뇌졸중, 심혈관 질환 위험이 높다는 신호다. 이 수치는 음식과 유전에 크게 영향받는다. 심혈관 질환의 가족 병력이 있는 사람은 매년 이 검사를 받아야 한다.	<9umol/l
심장 C-반응성 단백 검사	C-반응성 단백 수치가 높으면 '침묵의 염증'(고통이 없거나 감염과 무관한 염증) 질환이 있음을 나타낸다. 이 검사로 심혈관 질환, 노화 관련 질환을 알아낸다. 이 검사는 정기적인 혈액의 화학적 분석의 일환으로 콜레스테롤 검사와 함께 시행한다.	<1.0mg/l
지단백질(a)-콜레스테롤 검사	지단백질(a)-콜레스테롤(Lp(a)-C) 검사는 심장병 발병의 위험에 대한 정보를 알려준다. 이는 정상적인 혈액 작용과는 무관하다. 이 검사는 혈관 질환이 있거나 관상동맥 질환의 가족 병력이 있는 사람에게 유용하다.	0~10mg/dl

검사	설명	기준치
LDL-C 검사	LDL(저밀도 지단백, 나쁜 콜레스테롤)은 콜레스테롤의 일부로 심장 발작이나 뇌졸중의 위험을 예측할 수 있다.	<70mg/dl
HDL-C 검사	HDL(고밀도 지단백, 좋은 콜레스테롤)은 콜레스테롤의 일부로 수치가 낮으면 심장병의 위험이 있다는 신호다.	>50mg/dl
비고밀도 지단백 콜레스테롤 검사	총 콜레스테롤 수치에서 HDL-C 수치를 뺀 값이다. ApoB의 표지자로 대신 이용할 수 있다. 이것은 LDL-C보다 심혈관 질환을 더 정확히 예측한다.	<130mg/dl
트리글리세리드 검사	트리글리세리드는 체지방 조직에서 찾아볼 수 있다. 트리글리세리드가 과도하면 관상동맥 질환, 당뇨병, 염증, 암, 알츠하이머병에 걸릴 위험이 높다. 트리글리세리드 검사는 정기적인 지질 검사 시 콜레스테롤 검사와 함께 실시한다.	<100mg/dl
ApoB 검사	심장병을 예견할 수 있는 가장 중요하고 일관된 지질 검사다. 어떤 지질 검사보다도 혈관 질환의 강력한 표지자로 동맥경화성 지단백질의 부하를 나타낸다.	<60
GFR(신사구체 여과율) 검사	신장 기능을 평가하는 혈액 검사. 이 검사로 심혈관 질환의 위험을 예측한다.	<60
F2-이소프로스탄 검사	관상동맥 질환의 위험을 예견하는 혈액 검사. 산화 스트레스 검사다.	>0.86ng/mg
비타민 D 25-OH 검사	비타민 D가 결핍되면 남성의 심근 경색 위험이 증가한다.	50~80mg/dl
LpPLA2(PLAC2) 검사	쉽게 파열되는 플라크 형성에 관여하는 심혈관 특화 염증 효소를 감별하는 혈액 검사. 뇌졸중 발생 위험을 예측한다.	<80
미세 단백뇨-크레아틴 비(ACR) 검사	심혈관 질환을 훌륭히 예측하는 간단하고 값싼 소변 검사	<4.0μg/mg
피브리노겐 검사	염증 표시자에 민감한 혈액 검사	<450
골수성 과산화 효소 검사	향후 6개월 동안 건강한 사람에게 심장 발작이 일어날 위험을 예측해주는 혈액 검사	<640
NT-proBNP 수치 검사	심실 기능 이상을 판별하는 중요한 검사	<125pg/ml

유전자 검사

검사	내용	최적 결과
TCF7L2 검사	제2형 당뇨병에 대한 유전자 위험 검사	음성
APO E 유전자형 검사	관상동맥 질환 치료에 이용하는 유전자 검사	유전자형에 따라 결과가 다양
KIF6 유전자 검사	관상동맥 질환의 위험을 예측하는 유전자 검사	음성
LPA 유전자 변이 검사	관상동맥 질환을 예측하는 검사	음성
9P21 유전자 검사	관상동맥 질환을 예측하는 검사	음성

호르몬 검사

검사	내용	최적 결과
갑상선 검사	갑상선은 신체 대사에 필수적인 호르몬 생산을 담당한다. 갑상선 호르몬은 혈액 샘플로 분석할 수 있다. 피로, 우울증, 탈모, 두통, 체액 체류, 이유 없는 체중 변화, 불안, 공포발작과 같은 증상이 갑상선 이상 때문일 수 있다.	
갑상선자극 호르몬(TSH) 검사	갑상선 이상을 진단하고 치료하는 데 이용하는 검사다. TSH는 뇌하수체에 의해 방출되며 갑상선호르몬 생산을 자극한다. 갑상선량이 과도하면 TSH 방출량이 적어져 그 수치가 떨어진다. TSH 수치는 갑상선기능저하증이나 갑상선기능항진증 여부를 진단하는 데 도움을 준다.	0.4~ 2.0mu/l
유리 T3 검사	갑상선 이상을 진단한다. 유리 T3(Free T3)는 갑상선 기능에 관여하는 T3(트리요오드티로닌) 중 단백질과 결합하지 않은 것을 말한다. 유리 T3는 갑상선 상태와 상관관계가 높고 대사 조절을 담당한다.	300~ 420pg/dl
유리 T4 검사	갑상선 이상을 진단한다.	0.8~ 1.8ng/dl
테스토스테론 검사	혈중 테스토스테론의 총량을 측정한다.	700~ 1,000ng/dl
유리 테스토스테론 검사	유리 테스토스테론은 결합하지 않은 혈중 내 테스토스테론의 양이다. 이것은 세포 안에 위치한 테스토스테론 수용체 부위가 이용할 수 있는 테스토스테론 형태다.	130~ 190pg/ml

디히드로 테스토스테론(DHT) 검사	DHT 수치가 높아지면 머리카락이 빠지고 전립선이 확장된다. 이것은 테스토스테론 대사의 분해 산물이다.	25~75 ng/dl
고감도 에스트라디올 검사	에스트라디올은 부신과 고환에서 생산되며 테스토스테론 대사를 붕괴시키는 또 다른 원인이다. 에스트라디올 수치가 높으면 뇌졸중, 가슴 비대 증상, 전립선암의 위험이 높아진다. 테스토스테론 보충 요법을 받고 있는 사람은 3~6개월마다 에스트라디올 수치를 검사해야 한다.	10~40pg/ml

부신 검사

검 사	내 용	최적 결과
디하이드로 에피안드로스테론 (DHEA) 검사	DHEA는 부신, 생식선, 뇌에서 생산되는 호르몬이다. 30세부터 DHEA 수치가 감소하기 시작한다. DHEA 수치가 낮으면 부신결핍증, 우울증, 비만, 낭창, 알츠하이머병, 골 밀도 감소, 심혈관 질환, 만성피로증후군의 위험이 높아진다.	350~500mcg/dl
코르티솔 검사 (아침 수치를 잰다)	코르티솔은 부신에서 분비되며 생명에 중요하기 때문에 스트레스 호르몬이라고도 한다. 수치가 너무 높으면 복부 비만이 생기며 심장병 위험이 높아진다.	<18mcg/dl

뇌하수체 검사

검 사	내 용	최적 결과
인슐린양 성장 인자1, 소마토메딘-C(IGF-1, 성장호르몬의 간접적인 측정) 검사	IGF-1 수치는 뇌하수체에서 분비되는 성장호르몬과 직접적인 관계가 있다. 이것은 성장호르몬에 관여하는 생리적 작용 대부분을 담당한다.	200~300ng/ml

epilogue

먼저 내 아내 애니에게 감사의 말을 전하고 싶다. 아내는 나의 여정을 처음부터 끝까지 격려해주고 지원해주었다. 아내의 도움이 아니었다면 이 책은 보잘것없는 결과물이 되었을 것이다. 나는 아내와 삶을 함께하게 된 것을 믿을 수 없는 행운이라고 생각한다. 아내는 내가 최적의 건강을 얻을 수 있도록 끊임없이 동기를 주었다.

아트리아 북스 출판사의 새러 더랜드와 주디스 커즈, 그 외 직원들이 이 책에 큰 도움을 주었다. 그들이 초보 저술가인 나를 인도해주었다. 이 책에 재미있고 흥미로운 점이 있다면 이들 덕이 크다. 내 에이전트인 캐롤 맨과 아트리아 북스의 샌디 멘델슨에게도 고마움을 전한다. 이 프로젝트를 지원해주고 작가 팜 리플린더를 소개해준 그레타 블랙번에게도 고마움을 전한다. 팜은 매우 재능 있는 작가로 내가 가진 모든 것, 나의 생각, 나의 믿음의 모든 정수를 이용해 원고지에 표현해냈다. 그녀는 건강을 유지하고 노화를 방지하는 데 필요한 모든 것을 대단한 기술로 분석해 글로 완벽히 묘사해놓았다. 그녀는 작가에서 이제는 친애하는 친구가 되었다.

1998년 '삶을 위한 몸' 콘테스트에서 우승한 이래로 이 책을 쓰고 싶었다. 그래서 시도는 해보았지만 내 생각을 표현할 적절한 말을 찾을 수가 없었다. 2006년 나는 앤 카스트로를 만났고 그녀는 내 대변가가 되었다. 내 생각을 글로 표현해주었고 내 아이디어의 개요를 잡아주었다. 밑그림을 그려내는 그녀의 창조성은 내 책 전체에 녹아들어 있다. 그녀의 도움이 없었다면 이 책은 나오지 못했을 것이다. 그녀는 친구이자 고문이다. 그녀에게 깊은 존경심을 표한다.

이 책이 성공적으로 나오기까지 도움을 준 많은 사람들에게도 고마움을 전한다. 전 트레이너인 어니 볼은 '삶을 위한 몸' 콘테스트에서 우승하도록 도움을 주었다. 지금의 트레이너이자 친구인 로드 스탠리 역시 내가 건강한 몸을 가꿀 수 있도록 도움을 주었다. 사무실 직원인 로렌 탠크레디는 이 작업을 하는 데 솔직한 의견을 제시해 큰 기여를 했다. 시슬리 발렌티는 내 연구를 체계화하는 데 도움을 주었다. 사진가 테리 굿래드는 내 사진을 찍는 데 환상적인 솜씨를 보여주었다. 요가 지도자 셰인 가네는 늙어 뻣뻣한 내 몸을 유연한 젊은 몸으로 바꿔주었다. 태권도 지도자 저스틴 원과 도리스 헤링턴은 나를 무술가로 만들어주었다. 존 애덤스와 세니제닉스 직원들은 처음부터 나를 지원해주었다. 마지막으로 심장 발작 예방과 뇌졸중 예방에 대한 귀중한 정보를 제공해준 베일/도닌 메소드의 브레드 베일과 에이미 도닌에게 감사의 말을 전한다.

흔들리지 않는 남자 라이프 플랜

1판 1쇄 인쇄 2013년 11월 1일
1판 1쇄 발행 2013년 11월 11일

지은이 제프리 S. 라이프
옮긴이 이석인

발행인 김재호 | **출판편집인 · 출판국장** 권순택 | **출판팀장** 이기숙
기획 · 편집 송기자 | **진행** 박진영 | **아트디렉터** 김영화 | **교정** 한정아 | **마케팅** 이정훈 · 정택구 · 박수진

펴낸곳 동아일보사 | **등록** 1968.11.9(1-75) | **주소** 서울시 서대문구 충정로3가 139번지(120-715)
마케팅 02-361-1030~3 | **팩스** 02-361-1041 | **편집** 02-361-0858
홈페이지 http://books.donga.com | **인쇄** 중앙문화인쇄

저작권 ⓒ 제프리 S. 라이프
편집저작권 ⓒ 2013 동아일보사
이 책은 저작권법에 의해 보호받는 저작물입니다.
저자와 동아일보사의 서면 허락 없이 내용의 일부를 인용하거나 발췌하는 것을 금합니다.

ISBN 978-89-7090-969-1 13510 | **값** 13,000원

여러분을 저자로 모십니다
독자 여러분의 원고를 기다리고 있습니다. 좋은 책이 될 기획 아이디어나 원고를 메일(bookpd@donga.com)로 보내주세요.